医药卫生职业教育"十二五"规划配套教材
（供护理、助产、药剂等专业使用）

主审○刘　芳　肖　伟

病原生物与免疫学基础
学习指导

主　编○张玉明
副主编○陈林果
参　编○陈　珊　王小燕
　　　　钟　馨　郭永明

西南交通大学出版社
·成都·

图书在版编目（ＣＩＰ）数据

病原生物与免疫学基础学习指导 / 张玉明主编. —
成都：西南交通大学出版社，2016.9
　医药卫生职业教育"十二五"规划配套教材. 供护理、
助产、药剂等专业使用
　ISBN 978-7-5643-5039-0

　Ⅰ. ①病… Ⅱ. ①张… Ⅲ. ①病原微生物 – 高等职业
教育 – 教学参考资料②医学 – 免疫学 – 高等职业教育 – 教
学参考资料　Ⅳ. ①R37②R392

　中国版本图书馆 CIP 数据核字（2016）第 218681 号

医药卫生职业教育"十二五"规划配套教材
（供护理、助产、药剂等专业使用）

病原生物与免疫学基础学习指导

主编　张玉明

＊

责任编辑　张华敏
特邀编辑　蒋雨杉　杨开春
封面设计　何东琳设计工作室

西南交通大学出版社出版发行
四川省成都市二环路北一段 111 号西南交通大学创新大厦 21 楼
邮政编码：610031　发行部电话：028-87600564
http://www.xnjdcbs.com
成都勤德印务有限公司印刷

＊

成品尺寸：185 mm × 260 mm　　印张：12.25
字数：300 千
2016 年 9 月第 1 版　　2016 年 9 月第 1 次印刷
ISBN 978-7-5643-5039-0
定价：25.00 元

医药卫生职业教育"十二五"规划配套教材编写委员会

序 言

　　近年来，我国职业教育事业飞速发展，进入了历史性转折阶段，已由"规模扩张"转入"质量提升"。当前，"在改革中创新、在创新中发展、在发展中提升"成为职业教育发展的主旋律。为了更好地贯彻落实国务院《关于加快现代职业教育的决定》，深化职业教育教学改革，全面提高人才培养质量，我校根据职业教育和学生身心发展规律，依据现代职业教育发展方向，把"育人为根本、就业为导向、能力为本位、技能为核心"作为人才培养目标，并根据医药卫生专业的特点，强调公共课、基础课、专业课间的相互融通与配合，突出"在做中学、在做中教"的技能型人才培养方式，强化职业教育教学的实践性，促进学以致用、用以促学、学用相长，为此，我们在参考国内外相关著作的基础上，组织经验丰富的骨干教师编写了"专业理论课程学习指导"系列教材，目前已使用多年并取得了良好的教学效果。在这一成果的基础上，我们又经过充分论证，结合医药卫生类职业学校教学现状以及课程改革需要，组织编写了本套"公共课程和专业基础课程学习指导"系列教材。

　　为了保证本套教材的编写质量，我校专门成立了由护理、助产、药剂等专业带头人、行业专家和骨干教师等组成的教材编写委员会，负责该系列教材的开发设计和编写实施工作。

　　本套教材现阶段共出版八本，其中公共课程类三本，专业基础课程类五本。为了方便学生学习和教师教学参考使用，本套教材在章（节）编排上，力求与该学科所使用教材的章（节）编排一致。书中各章（节）内容由四部分组成：第一部分为"知识要点"，以教学大纲为指导，以各专业执业资格考试考纲为依据，对每一章的重点内容及难点问题进行归纳、总结和提炼，以利于学生全面、系统、重点突出地掌握本章节的基本理论、基本知识、基本技能；第二部分为"课前预习"，一般包括基础复习和预习目标两个部分，利于在教师指导下，学生有目的地复习和预习，达成巩固旧知识、学习新知识的目标；第三部分为"课后巩固"，采用名词解释、填空题、判断题等形式，进一步强化对本章（节）知识要点的理解和记忆；第四部分为"综合练习", 该部分以 A1 型选择题, 尤其以 A2、A3/A4 型题为主, 训练学生所学知识的综合应用能力。其中, A1 型选择题根据国家职业资格考试中心规定的试题要求编写, 坚持教学实用的原则, 使学生能灵活运用所学知识, 更好地适应执业资格考试。

本"学习指导"系列教材作为该学科所使用教材的配套教材, 在内容上与教材同步, 具有指导教师教学和辅导学生课前、课后学习的功能, 能更好地引导学生自主学习, 逐渐推进"翻转课堂"等现代职业教育理念的实际应用。本配套教材作为教材的补充, 适用于职业教育医药卫生类专业学生在校期间的同步学习, 也可作为毕业生迎接执业资格考试的辅导资料。教师在使用时, 可根据教学进度, 布置课前预习, 完成预习目标, 达成前提诊断; 新课教学后, 学生根据知识要点, 查漏补缺, 完成课后巩固, 加深记忆; 在此基础上, 教师指导学生完成综合练习, 启发思路, 提高分析问题、解决问题的综合能力。

本套教材在编写过程中, 参考了大量国内外的相关书籍和文献资料, 在此向相关作者致以谢意。另外, 本系列教材的出版得到了西南交通大学出版社的大力支持和帮助, 在此也深表感谢。

在本套教材的编写过程中, 全体编写人员以高度负责的态度, 克服了许多困难, 对书稿内容反复推敲、仔细斟酌、严格把关。但因经验不足, 时间仓促, 谬误之处在所难免。若有关师生在使用过程中发现问题, 恳请提出宝贵意见和建议, 以冀再版加以改进与完善。

2016 年 8 月   四川·内江

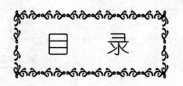

目 录

第一篇　免疫学基础

第二篇　医学微生物学

第三篇　人体寄生虫学

第一篇

免疫学基础

第六章

分离学基础

第一章　免疫学概述

【知识要点】

一、免疫的概念

免疫是机体免疫系统识别"自己",排除"异己(非己)"物质,维持机体生理平衡和稳定的功能。

二、免疫系统的三大功能(见表 1-1)

1. 免疫防御:

(1) 正常:主要指机体对外来微生物及其毒素的免疫保护作用。

(2) 异常:① 应答过强或持续过长导致超敏反应。

　　　　　② 应答过低或缺如导致免疫缺陷病。

2. 免疫稳定:

(1) 免疫系统通过调节网络实现免疫系统功能的相对稳定。

(2) 免疫稳定机制发生异常(应答过强)→自身免疫病。

3. 免疫监视:

(1) 免疫监视是指免疫系统识别畸变和突变细胞并将其清除的功能。

(2) 免疫监视功能异常导致肿瘤发生或持续病毒感染。

表 1-1　免疫系统的三大功能

功　能	生理性反应(有益)	病理性反应(有害)
免疫防御	清除病原生物及其他抗原性异物	超敏反应(过强) 免疫缺陷病(低下)
免疫稳定	清除衰老、损伤、死亡的细胞	自身免疫病
免疫监视	清除体内出现的非己成分,如突变或畸变细胞	肿瘤、病毒持续感染

三、免疫学发展简史

1. 免疫现象认识的经验时期:

(东晋时代~19 世纪)"人痘苗"和"牛痘苗"的研究,经过人类近 180 年努力,1979 年 10 月 26 日,经 WHO 专家鉴定,世界上最后一位天花患者痊愈后没有新发病例发生,WHO 宣布全球已经消灭天花。

2. 免疫学科学理论的形成时期:

(1)(18 世纪~20 世纪中叶)传染病原因微生物学说。

(2) 建立体外分离细菌成功使得人工制备疫苗有了理论和技术基础。

(3) 疫苗的发展和使用。

(4) 开创人工被动免疫疗法。

(5) 免疫诊断方法的建立为传染病的诊断和流行病学调查提供了新的重要手段。

(6) 发现免疫溶菌现象。

(7) 人们开始认识到机体的免疫机制包括两个方面：体液免疫和细胞免疫。

(8) 提出抗体产生的侧链学说。

(9) 提出了关于抗体生成的克隆选择学说。

3. 现代免疫学时期：

(1) （20 世纪）免疫学开始全新的免疫学理论。

(2) 提出 B 细胞、T 细胞、T 细胞亚群的概念。

(3) 发现血型细胞相嵌现象。

(4) 成功地进行了人工诱导异己抗原耐受实验。

(5) 发现人血白蛋白、α 球蛋白、β 球蛋白、γ 球蛋白 4 个主要部分，并发现抗体活性主要存在于 γ 区。

(6) 发现 Ig 多态化。

(7) 建立了免疫球蛋白的分类，证明了 Ig 单体四肽链结构，分析了氨基酸的序列和分子空间构型，找出了肽链功能区的划分等重大进展。

(8) 提出免疫网络学说。

(9) 细胞因子和免疫细胞膜分子研究。

20 世纪免疫学的发展，取得了许多令世人瞩目成就，多位科学家获得了诺贝尔医学和生理学奖。

【课前预习】

一、基础复习

1. 解剖知识：淋巴细胞、淋巴结、脾、扁桃体。

2. 微生物对人类的危害：天花、鼠疫、霍乱、艾滋病。

二、预习目标

1. 免疫的基本功能包括＿＿＿＿＿＿＿＿、＿＿＿＿＿＿＿＿和＿＿＿＿＿＿＿＿。

2. 免疫系统对抗原不适当的应答，会导致免疫病理，主要有＿＿＿＿＿＿＿＿、＿＿＿＿＿＿＿＿＿＿＿、＿＿＿＿＿＿＿＿。

【课后巩固】

一、名词解释

免疫　　免疫防御　　免疫监视　　免疫稳定

二、填空题

1. 免疫防御功能异常时表现为＿＿＿＿＿＿＿＿＿＿或＿＿＿＿＿＿＿＿＿＿。

2.免疫是机体识别和清除＿＿＿＿＿＿＿＿＿＿＿＿＿＿，以维护自身生理平衡与稳定的功能。

【综合练习】

A1 型题

1.**免疫的概念是**
　A．机体排除病原微生物的功能
　B．机体清除自身的衰老、死亡细胞的功能
　C．机体抗感染的防御功能
　D．机体免疫系统识别和排除抗原性异物的功能
　E．机体清除自身突变细胞的功能

2.**免疫对机体是**
　A．有害的
　B．有利的
　C．有利也有害
　D．有利无害
　E．正常条件下有利，异常条件下有害

3.**免疫监视功能低下的机体易发生**
　A．肿瘤　　　　　　B．超敏反应
　C．移植排斥反应　　D．免疫耐受
　E．自身免疫病

4.**免疫防御功能低的机体易发生**
　A．肿瘤　　　　　　B．超敏反应

　C．移植排斥反应　　D．反复感染
　E．免疫增殖病

5.**机体抵抗病原微生物感染的功能称为**
　A．免疫监视　　　　B．免疫自稳
　C．免疫耐受　　　　D．免疫防御
　E．免疫识别

6.**免疫系统识别和清除突变细胞的功能称为**
　A．免疫监视　　　　B．免疫自稳
　C．免疫耐受　　　　D．免疫防御
　E．免疫识别

7.**最早用人痘苗接种预防天花的国家是**
　A．中国　　　　　　B．美国
　C．日本　　　　　　D．俄罗斯
　E．英国

8.**用无毒力牛痘苗接种来预防天花的第一个医师是**
　A．Koch　　　　　　B．Jenner
　C．Pasteur　　　　D．Von Behring
　E．Bordet

（陈林果）

第二章　抗　原

【知识要点】

一、概　述

1. 抗原（Ag）的概念：是指能刺激机体的免疫系统产生免疫应答，产生抗体或致敏淋巴细胞，并能与相应效应产物发生特异性结合的物质。

2. 抗原的特性：

(1) 免疫原性：是指能刺激机体产生免疫应答（诱导产生抗体或效应 T 细胞）的特性。

(2) 免疫反应性（抗原性）：是指与抗体或效应 T 细胞发生特异性结合的能力。

3. 抗原决定基（AD）概念：又称表位，是抗原分子中的特殊化学基团，其性质、数目和空间构型决定抗原特异性。它是抗原与 TCR/BCR 及抗体特异性结合的基本单位。

二、影响抗原免疫应答的因素

1. 抗原的异物性：如果某种物质的化学结构与机体的自身成分相异或机体免疫细胞在胚胎期及发育的微环境中从未与之接触过，则会被机体视为"异己"物质。

(1) 异种物质：如细菌、病毒、真菌、异种动物血清、植物蛋白质等。抗原与机体之间的亲缘关系越远，组织结构差异就越大，其免疫原性也越强；反之种系关系越近，则免疫原性就越弱。

(2) 同种异体物质：同一种属的不同个体之间，由于基因不同，所以组织结构也有所不同，因此同种异体物质也可以是抗原物质。如人类红细胞表面血型抗原、人类主要组织相容性抗原（HLA）等。

(3) 自身物质：自身物质一般无免疫原性，但是胚胎期淋巴细胞从未接触过的正常自身组织，出生后淋巴细胞一旦与之接触，就会视为"非己"，因而具有免疫原性。

2. 物理化学性质：

(1) 化学性质：多数蛋白质都是良好的抗原，多糖也是重要的天然抗原。核酸分子多无免疫原性，但与蛋白质结合形成核蛋白则具有免疫原性。

(2) 分子量大小：具有免疫原性的物质，通常为大分子的有机物质，分子量常在 10 kD 以上，而低于 5 kD 的无机物一般免疫原性较弱。

(3) 结构的复杂性：从结构上看，结构越复杂，其免疫原性越强。多数蛋白质都是良好的抗原，多糖也是重要的天然抗原，如细菌的荚膜及细胞壁成分、细菌内毒素的脂多糖；核酸分子多无免疫原性，但与蛋白质结合形成核蛋白则具有免疫原性。

(4) 分子构象、易接近性：易接近性是指抗原表位与相应淋巴细胞表面受体相互接触的难易程度。

(5) 物理状态：一般来说，聚合状态的蛋白质较单体蛋白质的免疫原性强；颗粒性抗原比可溶性抗原的免疫原性强。

3. 宿主因素：

(1) 遗传因素：机体对抗原的免疫应答是受遗传控制的，不同种属针对同一抗原物质产生免疫应答的强弱存在很大的差异。在同一种属内不同个体对同一抗原的应答能力也有明显差异。

(2) 年龄、性别与健康状态：一般情况下，青壮年动物的免疫应答能力较幼年和老年动物强；雌性动物较雄性动物抗体生成水平高，但是妊娠期免疫应答的能力会受到显著抑制；机体的健康和营养状况也可影响其免疫应答能力，此外感染或免疫抑制剂都能干扰或抑制对抗原的免疫应答。

4. 免疫方法的影响：

(1) 抗原的剂量和进入途径。

(2) 免疫佐剂。

三、抗原的种类

1. 根据抗原来源与机体的亲缘关系分类：

(1) 异种抗原：来自异种动植物和微生物的抗原性物质，如各种病原微生物及其代谢产物、外毒素、异种动物免疫血清（如动物血清来源的抗毒素）、异种器官移植物、花粉等。

(2) 同种异型抗原：在同一种属的不同个体之间，由于遗传基因的不同而表现的不同抗原，如人类的红细胞抗原、HLA、免疫球蛋白同种异型抗原等。

(3) 自身抗原：正常自身组织成分对机体本身不显示免疫原性，处于免疫耐受状态，不能激发免疫应答，但在下列情况下可成为自身抗原，就可以刺激自身的免疫系统发生免疫应答：

① 隐蔽性自身抗原：是指正常情况下与免疫系统相对隔绝的自身组织成分，如脑组织、眼葡萄膜色素蛋白、晶状体蛋白、精子、甲状腺球蛋白等。

② 修饰性自身抗原：自身组织成分由于受到微生物感染、外伤、电离辐射以及一些化学因素如药物等的作用，使正常组织细胞发生构象改变，形成新的抗原表位；或者由于自身成分合成上的缺陷或溶酶体酶异常的破坏作用，使内部的抗原表位暴露出来形成新的抗原表位，成为"异己"物质，显示出免疫原性刺激自身免疫系统，发生免疫应答。

2. 根据诱生抗体时是否需要 T 细胞的参与分类：

(1) 胸腺依赖性抗原（TD-Ag）：需要 T 细胞的辅助才能刺激 B 细胞产生相应抗体的抗原。大多数天然抗原，如血细胞、细菌、外毒素等均属于 TD-Ag。

(2) 非胸腺依赖性抗原（TI-Ag）：在刺激机体产生抗体时，不需要 T 细胞辅助就能产生特异性抗体的抗原。

表 1-2 TD 抗原与 TI 抗原的比较

抗原	组成	T 细胞辅助	免疫应答类型	抗体类型	免疫记忆
TD-Ag	B 和 T 细胞表位	必需	体液和细胞免疫	多种	有
TI-Ag	重复 B 细胞表位	无需	体液免疫	IgM	无

3. 根据是否在抗原提呈细胞内合成分类：

(1) 外源性抗原：是在抗原提呈细胞以外合成的抗原，包括细胞外感染性病原微生物、蛋白质等。

(2) 内源性抗原：在抗原提呈细胞内新合成蛋白质的抗原，包括自身抗原、肿瘤细胞内合成的肿瘤抗原、病毒感染细胞合成的病毒蛋白等。

四、医学上重要的抗原

1. 病原微生物及其代谢产物：

(1) 病原微生物：如细菌、病毒、立克次体、螺旋体等，对于人体来说都是异种抗原，均有较强的免疫原性。

(2) 类毒素：细菌外毒素经 0.3% ~ 0.4% 的甲醛溶液在一定条件下处理后，使其丧失毒性，而保留免疫原性的生物制剂。

(3) 动物免疫血清：用类毒素免疫动物后，采集动物的免疫血清，经纯化浓缩后制备而成。

(4) 异嗜性抗原：指一类与种属特异性无关，存在于人、动物和微生物之间的共同抗原，又称 Forssman 抗原，如溶血性链球菌的某些抗原成分分别与人的肾小球基底膜和心肌组织有共同抗原，又如大肠杆菌 O_{14} 型脂多糖与人的结肠黏膜有共同抗原。

(5) 肿瘤抗原：是细胞在癌变过程中出现的新抗原及过度表达的抗原物质的总称，肿瘤抗原分为肿瘤特异性抗原和肿瘤相关抗原两类。

五、佐　剂

佐剂是一种非特异性免疫增强剂，预先或同抗原一起注射到机体，能增强机体对该抗原的免疫应答或改变免疫应答的类型。

1. 佐剂的种类：

(1) 无机佐剂：如氢氧化铝、明矾、磷酸铝等。

(2) 有机佐剂：如微生物及其代谢产物，主要有结核分枝杆菌、短小棒状杆菌、百日咳杆菌等以及一些细胞因子（IL-2，IL-4 等）。

(3) 人工合成佐剂：人工合成的双链多聚核苷酸，如多聚肌苷酸、胞苷酸、多聚腺苷酸等。

(4) 复合佐剂：目前动物实验中最常用的是弗氏佐剂，是应用最为广泛的实验用佐剂，可分为弗氏完全佐剂和弗氏不完全佐剂。

(5) 新型佐剂。

2. 佐剂的作用机理：

(1) 延长抗原在机体内的存在时间和保持对免疫系统的持续激活作用。

(2) 使抗原易被巨噬细胞吞噬，刺激单核-巨噬细胞系统，增强其对抗原的处理和提呈抗原的能力。

(3) 促进淋巴细胞的增殖、分化，从而增强机体的免疫应答。

六、超抗原

正常情况下，普通蛋白质抗原可激活机体总 T 细胞库中的万分之一至百万分之一的 T 细胞。但一类被称为超抗原（SAg）的物质，可激活 2% ~ 20% 的 T 细胞克隆，产生极强的免疫应答。

七、丝裂原

丝裂原亦称有丝分裂原，可致细胞发生有丝分裂，进而增殖。体外实验中，特定丝裂原可使静止的淋巴细胞体积增大、胞浆增多、DNA 合成增加，出现淋巴母细胞化（即淋巴细胞转化和有丝分裂）。丝裂原是一种非特异性的淋巴细胞多克隆激活剂，如 PHA、PWM。

【课前预习】

一、基础复习

1. 蛋白质、多糖的化学结构。
2. 细菌、病毒、寄生虫的化学组成成分。
3. 化学基团的概念。

二、预习目标

1. 人类的同种异型抗原有：_____、_____、_____。
2. 具有_____而无_____的物质称为半抗原。

【课后巩固】

一、名词解释

抗原　抗原决定基　共同抗原　交叉反应　异嗜性抗原（Forssman 抗原）

二、填空题

1. 完全抗原是指既有_____又有_____的物质；半抗原仅具备_____而没有_____。
2. 根据抗原刺激机体产生抗体是否需要 Th 细胞协助，可将抗原分为_____和_____。
3. 抗原免疫原性的本质是_____。
4. 与种属无关，存在于人、动物及微生物之间的共同抗原叫做_____。
5. 根据抗原是否在抗原提呈细胞内合成，可将抗原分为_____和_____两大类；根据其物理性状的不同，可将抗原分为_____和_____两大类。
6. 人类最重要的红细胞血型抗原是_____和_____。

【综合练习】

A1 型题

1. 下列哪种物质没有免疫原性
   A．异嗜性抗原　　　B．抗体
   C．补体　　　　　　D．半抗原
   E．细菌多糖
2. 同一种属不同个体所具有的抗原称为

   A．异种抗原　　　　B．同种异型抗原
   C．独特型抗原　　　D．Forssman 抗原
   E．合成抗原
3. 引起同胞兄弟之间移植排斥反应的抗原属于
   A．异种抗原

B．同种异体抗原

C．自身抗原

D．异嗜性抗原

E．感染的微生物抗原

4．TD-Ag 的得名，是因为它

A．在胸腺中产生

B．相应抗体在胸腺中产生

C．对此抗原不产生体液免疫

D．只引起迟发型超敏反应

E．相应的抗体产生需要 T 细胞辅助

5．决定抗原特异性的物质基础是

A．抗原决定簇   B．抗原的大小

C．抗原的电荷性质   D．载体的性质

E．抗原的物理性状

6．下列哪种物质不是 TD-Ag

A．血清蛋白   B．细菌外毒素

C．类毒素   D．细菌脂多糖

E．IgM

7．免疫原性最强的物质是

A．蛋白质   B．类脂

C．多糖   D．核酸

E．脂肪

8．与蛋白质载体结合后才具有免疫原性的是

A．完全抗原   B．TD 抗原

C．TI 抗原   D．半抗原

E．超抗原

9．存在于不同种属之间的共同抗原称为

A．异种抗原   B．交叉抗原

C．超抗原   D．异嗜性抗原

E．类属抗原

10．动物来源的破伤风抗毒素对人而言是

A．半抗原

B．抗体

C．抗原

D．既是抗原又是抗体

E．超抗原

11．仅有免疫反应性而无免疫原性的物质是

A．超抗原   B．半抗原

C．完全抗原   D．异嗜性抗原

E．类属抗原

12．接种牛痘疫苗后机体产生了对天花病毒的免疫力，反映了这两种抗原分子的

A．特异性   B．交叉反应性

C．分子量大   D．异种性

E．化学结构复杂

13．交叉反应是由于两种不同的抗原分子中具有

A．构象决定簇

B．不同的抗原决定簇

C．功能性决定簇

D．共同抗原决定簇

E．连续性决定簇

14．抗原的特异性取决于

A．抗原的大小

B．抗原的物理性状

C．抗原结构的复杂性

D．抗原的种类

E．抗原表面的特殊化学基团

15．半抗原

A．是大分子物质

B．通常是蛋白质

C．只有免疫原性

D．只有反应原性

E．只有与载体结合后才能和相应抗体结合

16．以下不属于 TD-Ag 的物质是

A．细菌脂多糖

B．破伤风抗毒素

C．牛丙种球蛋白

D．聚合鞭毛素

E．抗狂犬病毒血清

（陈林果）

第三章　免疫球蛋白

【知识要点】

一、抗体、免疫球蛋白的基本概念

1. 抗体：由抗原刺激 B 细胞转化为浆细胞所产生，能与相应抗原（表位）特异性结合的球蛋白，称为抗体（Ab）。

2. 免疫球蛋白：具有抗体活性或化学结构与抗体相似的球蛋白，称为免疫球蛋白（Ig）。Ig 可分为分泌型（sIg）和膜型（mIg）。

二、免疫球蛋白分子的基本结构

免疫球蛋白的基本结构是：由两条相同的重链和两条相同的轻链通过二硫键连接而成的四肽链分子。

1. 重链与轻链：

(1) 重链（H 链）：由 450 ~ 550 个氨基酸残基组成。

① 类：根据重链恒定区（CH）抗原性（可以理解为重链 C 区的结构）的不同，有 γ、μ、α、δ、ε 五种重链，分别组成 IgG、IgM、IgA、IgD 和 IgE 五类 Ig。

② 亚类：同一类 Ig，根据铰链区氨基酸组成、重链二硫键数目和位置的差别，可分为亚类（IgG1 ~ IgG4；IgA1 ~ 2）。

(2) 轻链（L 链）：由大约 214 个氨基酸残基组成。根据轻链恒定区（CL）抗原性的不同，分为 κ 型和 λ 型。

2. 可变区和恒定区：

(1) 可变区（V 区）：

① 位于 Ig 分子 N 端，占轻链 1/2 和重链 1/4 或 1/5。

② V 区是与不同抗原表位结合的部位，其 IgV 区氨基酸的组成和排列有较大差异。

③ V 区是 Ig 与相应抗原表位结合的部位，决定了抗体与抗原结合的特异性。

④ V 区又可分为高变区（或互补决定区）和骨架区：

·高变区（HVR）：是抗体与抗原（决定簇）特异性结合的位置，又称 CDR。在 VL 和 VH 中某些局部区域的氨基酸组成与排列具有更高变化程度，此为 HVR，VH 和 VL 各有 3 个 HVR。

·骨架区（FR）：V 区中非 HVR 部位的氨基酸组成和排列相对保守，此为 FR。VH 和 VL 各有 4 个骨架区。

(2) 恒定区（C 区）：

① C 区位于 Ig 分子 C 端，占轻链 1/2 和重链 1/4（IgG、IgA、IgD）或 1/5（IgM、IgE）。

② 同一种属中，同一类重链和同一型轻链的 C 区氨基酸的组成和排列比较恒定。

③ C 区虽不直接与抗原表位结合，但 Ig 的多种生物学活性是由 C 区介导的。

三、免疫球蛋白分子的功能

1. V 区的功能：与相应的抗原表位特异性地结合。

(1) 体液中的抗体与相应抗原结合：发挥中和毒素和病毒的作用；介导体液免疫效应（生理与病理）。

(2) B 细胞表面的 Ig（BCR）特异性结合抗原表位，赋予 B 细胞特异性识别抗原表位的能力。

2. C 区的功能：

(1) 激活补体：

① IgM、IgG1~3 与抗原结合成复合物，激活经典途径。

② 凝聚的 IgA 或 IgG4 可激活补体旁路途径。

(2) 与细胞表面 FcR 结合：

① 调理作用：促进吞噬细胞吞噬细菌等颗粒性抗原的作用；Ig Fc 段与吞噬细胞表面 FcR 结合，促进吞噬作用。

② 抗体依赖的细胞介导的细胞毒作用（ADCC）：IgG 与靶细胞表面抗原特异性结合，效应细胞（NK 细胞、巨噬细胞、中性粒细胞）表面 FcγR 与靶细胞表面 IgG 的 Fc 段结合，杀伤靶细胞。

③ 介导 I 型超敏反应：IgE Fc 段与肥大细胞、嗜酸粒细胞表面 FcεR 结合，介导 I 型超敏反应。

(3) 穿过胎盘和黏膜：

① IgG 可通过胎盘。

② sIgA 可穿过呼吸道和消化道黏膜→参与黏膜局部免疫。

四、五类免疫球蛋白分子的特点

1. IgG：

(1) 血清中的主要抗体成分，半寿期长。

(2) 出生后 3 个月开始合成，3 ~ 5 岁接近成人水平。

(3) 唯一能通过胎盘的 Ig，发挥天然被动免疫功能。

(4) 具有活化补体经典途径的能力（IgG3>IgG1>IgG2）。

(5) 具有调理作用、ADCC 作用，可结合 SPA。

(6) 多数抗菌、抗病毒、抗毒素抗体均属于 IgG 类。

(7) 参与 II 型、III 型超敏反应和某些自身免疫病。

2. IgM：

(1) 五聚体，分子量最大，称为巨球蛋白。

(2) 个体发育中最先出现，胚胎晚期即能产生，脐带血 IgM 增高提示胎内感染（如感染风疹病毒、巨细胞病毒等）。

(3) 抗原初次刺激机体时，是体内最先产生的 Ig；血清 IgM 升高说明有近期感染。

(4) 有强大激活补体能力，在机体早期免疫防御中具有重要作用。

(5) 天然血型抗体是 IgM。

(6) 参与 Ⅱ 型、Ⅲ 型超敏反应及某些自身免疫病。

3. IgA：

(1) 分为单体的血清型和二聚体的分泌型 IgA。

(2) sIgA 主要由黏膜相关淋巴组织产生，是机体黏膜局部抗感染免疫的重要因素。

(3) 初乳中的 sIgA 可对婴幼儿发挥自然被动免疫作用。

4. IgD：

(1) 血清中含量低，其生物学作用尚不清楚。

(2) mIgD 可作为 B 细胞分化成熟标记，成熟 B 细胞同时表达 mIgM 和 mIgD。

5. IgE：

(1) 是血清中含量最低的 Ig。

(2) 主要由呼吸道、胃肠道黏膜固有层的浆细胞产生。

(3) 属于亲细胞抗体，可与肥大细胞、嗜酸性粒细胞表面 FcεR 结合，介导 I 型超敏反应。

(4) 抗寄生虫感染。

【课前预习】

一、基础复习

1. 蛋白质的结构和组成：一、二、三、四级结构。

2. 球蛋白的概念。

二、预习目标

1. 免疫球蛋白分子是由两条相同的＿＿＿＿＿＿＿＿＿＿＿＿＿＿＿和两条相同的
＿＿＿＿＿＿＿＿＿＿＿＿＿通过＿＿＿＿＿＿＿＿＿＿＿连接而成的四肽链结构。

2. 根据免疫球蛋白分子重链恒定区（CH）抗原性的不同，可将其分为＿＿＿＿＿＿、
＿＿＿＿＿＿、＿＿＿＿＿＿、＿＿＿＿＿＿、＿＿＿＿＿＿五类，其相应的重链分别为
＿＿＿＿＿＿、＿＿＿＿＿＿、＿＿＿＿＿＿、＿＿＿＿＿＿。

【课后巩固】

一、名词解释

抗体   免疫球蛋白   ADCC

二、填空题

1. IgM 是由＿＿＿＿＿＿＿＿＿＿＿个单体和一个＿＿＿＿＿＿＿＿＿＿＿链组成的。

2. IgA 有＿＿＿＿＿＿和＿＿＿＿＿＿两型，＿＿＿＿＿＿＿＿型是机体黏膜局部抗感染的主要因素。

3. 木瓜蛋白酶水解 IgG 可得到两个相同的＿＿＿＿＿＿＿片段和一个＿＿＿＿＿＿片段。用胃蛋白酶水解 IgG 可得到一个抗原结合价为 2 的＿＿＿＿＿＿＿＿片段和无生命活性的＿＿＿＿＿＿＿＿片段。

4. 血清中含量最高的 Ig 是＿＿＿＿＿＿＿＿＿，含量最低的 Ig 是＿＿＿＿＿＿＿＿＿＿。

5. 在五类 Ig 中，分子量最大的是＿＿＿＿＿＿＿；参与黏膜免疫的主要是＿＿＿＿＿＿＿。

6. 机体初次受微生物感染时，血中最先增高的免疫球蛋白是＿＿＿＿＿＿＿＿＿＿＿＿。

7. 免疫球蛋白的功能包括＿＿＿＿＿＿＿＿＿＿＿＿＿、＿＿＿＿＿＿＿＿＿＿＿、

＿＿＿＿＿＿＿＿＿＿＿＿＿和＿＿＿＿＿＿＿＿＿＿＿。

8. 人工制备的抗体可分为＿＿＿＿＿＿＿＿＿、＿＿＿＿＿＿＿＿和＿＿＿＿＿＿三类。

9. ABO 天然血型抗体属于＿＿＿＿＿＿＿＿＿＿＿＿＿＿＿＿＿＿＿＿类抗体。

10. 在五类 Ig 中，没有铰链区的是＿＿＿＿＿＿＿＿＿＿＿＿和＿＿＿＿＿＿＿＿。

11. 发挥调理作用和 ADCC 作用的 Ig 是＿＿＿＿＿＿＿＿＿，介导 I 型超敏反应的 Ig 是

＿＿＿＿＿＿＿＿＿。

【综合练习】

A1 型题

1. 抗体与抗原结合的部位是
   - A．VH
   - B．VL
   - C．CH
   - D．CL
   - E．VH 和 VL

2. 免疫球蛋白的高变区位于
   - A．VH 和 CH
   - B．VL 和 VH
   - C．Fc 段
   - D．VH 和 CL
   - E．CL 和 CH

3. 能与肥大细胞表面 FcR 结合，并介导 I 型超敏反应的 Ig 是
   - A．IgA
   - B．IgM
   - C．IgG
   - D．IgD
   - E．IgE

4. 血清含量最高的 Ig 是
   - A．IgA
   - B．IgM
   - C．IgG
   - D．IgD
   - E．IgE

5. 血清中含量最低的 Ig 是
   - A．IgA
   - B．IgM
   - C．IgG
   - D．IgD
   - E．IgE

6. 与抗原结合后激活补体能力最强的 Ig 是
   - A．IgA
   - B．IgM
   - C．IgG
   - D．IgD

7. 脐血中哪类 Ig 增高提示胎儿有宫内感染
   - A．IgA
   - B．IgM
   - C．IgG
   - D．IgD
   - E．IgE

8. 在免疫应答过程中最先合成的 Ig 是
   - A．IgA
   - B．IgM
   - C．IgG
   - D．IgD
   - E．IgE

9. 参与黏膜局部免疫的 Ig 是
   - A．IgA
   - B．IgM
   - C．IgG
   - D．IgD
   - E．IgE

10. 分子量最大的免疫球蛋白是
    - A．IgA
    - B．IgM
    - C．IgG
    - D．IgD
    - E．IgE

11. ABO 血型的天然抗体属于
    - A．IgA
    - B．IgM
    - C．IgG
    - D．IgD
    - E．IgE

12. 在种系发育过程中最早出现的 Ig 是
    - A．IgA
    - B．IgM
    - C．IgG
    - D．IgD

E. IgE

13. 新生儿从母乳中获得的 Ig 是
    A. IgA   B. IgM
    C. IgG   D. IgD
    E. IgE

14. 能引起 I 型超敏反应的 Ig 是
    A. IgA   B. IgM
    C. IgG   D. IgD
    E. IgE

15. 3~6 岁婴儿易患呼吸道感染是因为黏膜表面哪一类 Ig 不足
    A. IgA   B. IgM
    C. IgG   D. IgD
    E. IgE

16. 免疫接种后首先产生的抗体是
    A. IgA   B. IgM
    C. IgG   D. IgD
    E. IgE

17. 人体 IgM 合成的最早时间是
    A. 胎儿早期   B. 胎儿晚期
    C. 出生后 1 个月 D. 出生后 3 个月
    E. 出生后 6 个月

18. 产生抗体的细胞是
    A. T 细胞   B. B 细胞
    C. 浆细胞   D. NK 细胞
    E. 肥大细胞

19. 合成 sIgA 分泌片段 J 链细胞的是
    A. 巨噬细胞   B. 血管内皮细胞
    C. 浆细胞   D. 黏膜上皮细胞
    E. 肥大细胞

20. sIgA
    A. 由 2 个 IgA 单体与 J 链组成
    B. 由 1 个 IgA 单体与 J 链组成
    C. 由 2 个 IgA 单体与 J 链和分泌片组成
    D. 由 1 个 IgA 单体与 J 链和分泌片组成
    E. 由 5 个 IgA 单体与 J 链组成

21. IgM 的抗原结合价是
    A. 1 价   B. 2 价
    C. 5 价   D. 8 价

E. 10 价

22. 决定 Ig 类别的抗原决定簇存在于
    A. CL   B. CH
    C. VL   D. VH
    E. 铰链区

23. 巨球蛋白是指
    A. IgA   B. IgM
    C. IgG   D. IgD
    E. IgE

24. 介导 NK 细胞、巨噬细胞、中性粒细胞发挥 ADCC 效应的 Ig 主要是
    A. IgA   B. IgM
    C. IgG   D. IgD
    E. IgE

25. Ig 的 CDR 即为
    A. Fab   B. Fc
    C. Fd   D. CD 分子的受体
    E. HVR

26. 来自母体引起新生儿溶血症的 Rh 抗体是
    A. IgA 类抗体   B. IgM 类抗体
    C. IgG 类抗体   D. IgD 类抗体
    E. IgE 类抗体

27. 具有 J 链的 Ig 是
    A. sIgA、IgG   B. IgM、sIgA
    C. IgG、IgD   D. IgD、IgE
    E. IgE、sIgA

28. 能通过经典途径激活补体 Ig 是
    A. IgG1、IgG2、IgG4、IgM
    B. IgG1、IgG2、IgG3、IgM
    C. IgA、IgG、IgE、IgM
    D. IgG4、IgA、IgE、IgD
    E. 凝聚的 IgG4、IgA、IgE

29. Ig 分子的基本结构是
    A. 由 2 条重链和 2 条轻链组成的四肽链结构
    B. 由 1 条重链和 1 条轻链组成的二肽链结构
    C. 由 2 条相同的重链和 2 条相同的轻链组成的四肽链结构
    D. 由 1 条重链和 2 条轻链组成的三肽链结构
    E. 由 4 条相同的肽链组成的四肽链结构

30. 通过自然被动免疫的 Ig 是
    A．IgA、IgG　　　　　B．IgM、IgA
    C．IgG、IgD　　　　　D．IgD、IgE
    E．IgE、IgA

31. 不是单克隆抗体的特点是
    A．特异性强，极少或不发生交叉反应
    B．质地均一，有效成分含量高
    C．为鼠源性抗体
    D．针对抗原分子上的多个抗原决定簇
    E．由 B 细胞杂交瘤产生

32. IgM 的特性不包括
    A．激活补体的能力比 IgG 强
    B．是分子量最大的 Ig，称为巨球蛋白
    C．是最晚合成的 Ig
    D．无铰链区
    E．主要在血液中发挥抗感染作用

33. 未成熟 B 淋巴细胞的 mIg 类别是
    A．mIgM　　　　　　　B．mIgG

C．mIgE　　　　　　　D．mIgA
E．mIgD

34. 下列哪种物质不是抗体
    A．抗毒素血清
    B．胎盘球蛋白
    C．淋巴细胞抗血清
    D．白喉抗毒素
    E．本-周蛋白

35. Ig 的铰链区位于
    A．VL 与 CH1 之间
    B．VH 与 CH1 之间
    C．CH1 与 CH2 之间
    D．CH2 与 CH3 之间
    E．CH3 与 CH4 之间

36. 具有早期诊断意义的 Ig 是
    A．IgA　　　　　　　　B．IgM
    C．IgG　　　　　　　　D．IgD
    E．IgE

（陈林果）

第四章 补体系统

【知识要点】

一、补体系统的基本概念、命名和成分

1. 概念：补体系统是存在于正常人和脊椎动物的血清、组织液中的一组球蛋白，经活化后具有酶活性，包括 30 余种成分。

2. 补体系统的组成：

(1) 补体的固有成分：

① 经典途径的 C1q、C1r、C1s、C4、C2。

② MBL 途径的 MBL（甘露糖结合凝集素）和丝氨酸蛋白酶。

③ 旁路途径的 B 因子、D 因子。

④ 三条途径的共同末端通路 C3、C5 ~ C9。

(2) 调节蛋白：备解素（P 因子）、C1 抑制物、I 因子、H 因子、C4 结合蛋白等。

(3) 补体受体：CR1 ~ CR5、C3aR、C2aR、C4aR 等。

二、补体的性质、补体合成的部位

1. 补体多数属于 β 球蛋白，少数属于 α 球蛋白或 γ 球蛋白。

2. 补体系统的各成分的分子量及血清含量不一，C3 含量最高。

3. 多数对热敏感，56 ℃ 30 min 即可灭活。

4. 主要由肝细胞、巨噬细胞产生。

三、补体系统激活的三条途径、激活物质、激活过程

补体系统的各成分通常以非活性状态存在于血浆中，在活化物质作用下，补体发生复杂的级联反应，表现出生物学活性，此为补体的激活。

1. 经典途径：主要由 C1q 与激活物 IC（免疫复合物）结合后，顺序活化 C1r、C1s、C4、C2、C3，形成 C3 转化酶（C4b2b）与 C5 转化酶（C4b2b3b）的级联酶促反应过程。它是抗体介导的体液免疫应答的主要效应方式。

(1) 激活物质：主要是 IC，特别是与抗原结合的 IgG、IgM 分子。参与经典途径活化的补体成分依次为：C1、C4、C2、C3、C5 ~ C9。

(2) 激活过程：

① 识别阶段：每个 C1q 分子必须与两个以上 Ig 分子的 Fc 段结合，游离的或可溶性抗体不能激活补体。

② 活化阶段：指形成 C3 转化酶（$\overline{C4b2b}$）与 C5 转化酶（$\overline{C4b2b3b}$）的过程。

③ 膜攻击阶段（效应阶段）：指形成膜攻击复合体（membrane attack complex，MAC），

导致溶菌或溶细胞效应的过程。

2. 补体活化的旁路途径：又称替代途径，指由 B 因子、D 因子和 P 因子参与，直接由微生物或外源异物激活 C3，形成 C3 与 C5 转化酶，激活补体级联酶促反应的活化途径。

(1) 旁路途径的主要激活物：某些细菌、内毒素、酵母多糖、葡聚糖、凝聚的 IgA 和 IgG4 等。

(2) 旁路途径是感染早期最先发挥作用的，主要对抗革兰氏阴性菌的感染。

3. 补体活化的 MBL 途径：凝集素激活途径（MBL pathway），指由血浆中甘露聚糖结合凝集素（MBL）直接识别多种病原微生物表面的 N-氨基半乳糖或甘露糖，进而依次活化 MASP-1、MASP-2、C4、C2、C3，形成和经典途径相同的 C3 与 C5 转化酶，激活补体级联酶促反应的活化途径。

MBL 激活途径的主要激活物为表面含有甘露糖基、岩藻糖和 N-氨基半乳糖的病原微生物。

4. 补体系统的三条激活途径比较：见表 4-1。

表 4-1 补体系统的三条激活途径比较

区别点	经典激活途径	旁路途径	MBL 途径
激活物质	抗原抗体(IgM、IgG1、IgG2、IgG3)复合物	脂多糖、酵母多糖、凝聚的 IgA、IgG4	含糖基的病原微生物
起始分子	C1	C3	C4、C2
参与的补体成分	C1 ~ C9	C3、C5 ~ C9、B、D、P 因子	C2 ~ C9、MASP
C3 转化酶	$\overline{C4b2b}$	$\overline{C3bBb}$ 或 $\overline{C3bBbP}$	$\overline{C4b2b}$
C5 转化酶	$\overline{C4b2b3b}$	$\overline{C3bBb3b}$ 或 $\overline{C3bBb3bP}$	$\overline{C4b2b3b}$
生物学作用	参与适应性免疫的效应阶段	参与固有免疫的效应阶段	参与固有免疫的效应阶段
意义	感染后期发挥作用	感染早期或初次感染发挥作用	感染早期或初次感染发挥作用

四、补体的生物学活性

1. 补体介导的细胞溶解：

(1) 溶解各种靶细胞→抗微生物。

(2) 溶解自身细胞→组织损伤与疾病。

2. 补体活性片段介导的生物学效应：

(1) 调理作用：C3b、C4b、C5b 氨基端与靶细胞结合，羧基端与表达 C3bR 的吞噬细胞结合→促进吞噬、杀伤。

(2) 引起炎症反应：

① 激肽样作用：C2a→增加血管通透性→引起炎症。

② 过敏毒素作用：C3a、C4a、C5a 与肥大细胞、嗜酸粒细胞表面受体结合→激发脱颗粒，释放组胺→血管通透性增加、平滑肌收缩。

③ 趋化因子作用：C3a、C5a→促进中性粒细胞浸润。

(3) C3b 参与清除循环免疫复合物（IC）：

① 补体与 Ig 结合→抑制新的 IC 形成。

② C3b 与红细胞表面 C3BR（CR1）结合→运送至肝脏清除。

(4) 免疫调节作用：

① C3b 参加捕捉、固定 Ag，易被 APC 处理、提呈。

② C3b 的裂解产物（C3d） 与 B 细胞表面的 CR2 结合，参与 B 细胞的活化。

③ C3b 与 B 细胞表面 CR1 结合，B 细胞增殖分化为浆细胞。

【课前预习】

一、基础复习

1. 酶原的激活。
2. 血液中蛋白质的种类。
3. 蛋白质的变性及其原因。
4. 细胞膜的组成。
5. 红细胞、血小板的生理功能。

二、预习目标

1. 补体系统由＿＿＿＿＿＿＿＿、＿＿＿＿＿＿＿＿和＿＿＿＿＿＿＿＿三大部分组成。

2. 补体的三条激活途径为＿＿＿＿＿＿＿＿＿、＿＿＿＿＿＿＿＿＿和＿＿＿＿＿＿＿＿途径，它们的 C3 转化酶分别为＿＿＿＿＿、＿＿＿＿＿、＿＿＿＿＿。

【课后巩固】

填空题

1. 补体固有成分对热不稳定，通常加热到＿＿＿＿＿，作用＿＿＿＿＿即可灭活。
2. 补体的主要产生细胞是＿＿＿＿＿＿＿和＿＿＿＿＿。
3. 具有调理作用的补体活性片段有＿＿＿＿＿＿＿、＿＿＿＿＿＿＿。
4. 被称为过敏毒素的补体活性片段有＿＿＿＿＿＿＿和＿＿＿＿＿。
5. 经典激活途径的激活物是＿＿＿＿＿＿＿。
6. 经典激活途径的激活是从补体系统的＿＿＿＿＿＿成分开始，旁路激活途径的激活是从补体系统的＿＿＿＿＿＿成分开始。
7. 在补体的三条激活途径中，不依赖于抗体的是＿＿＿＿＿＿和＿＿＿＿＿。

【综合练习】

A1 型题

1. 补体的经典激活途径中，各成分的激活顺序是
   A. C123456789
   B. C145236789
   C. C124536789
   D. C142356789
   E. C132456789

2. 在经典激活途径中，补体的识别单位是
   A. C3
   B. C2
   C. C1
   D. C9
   E. C5

3. 下列补体固有成分中含量最高的是
   A．C3
   B．C4
   C．C1q
   D．C2
   E．C5

4. 具有激肽样作用的补体裂解片段是
   A．C2a
   B．C3a
   C．C4a
   D．C3b
   E．C5a

5. 既有免疫黏附作用又有调理作用的补体裂解片段是
   A．C2b
   B．C3b
   C．C4b
   D．C5b
   E．C567

6. 三条补体激活途径的共同点是
   A．参与的补体成分相同
   B．所需离子相同
   C．C3 转化酶的成分相同
   D．激活物相同
   E．MAC 的形成及其溶解细胞的作用相同

7. 补体系统的三条激活途径均参与的成分是
   A．C2
   B．B 因子
   C．C1
   D．C3
   E．C4

8. 补体
   A．是一组具有酶活性的脂类物质
   B．对热稳定
   C．具有溶菌作用，但无炎症介质作用
   D．参与免疫病理作用
   E．C1 在血清中含量最高

9. 可刺激肥大细胞脱颗粒释放活性介质的是
   A．C1q
   B．C5a
   C．C3b
   D．C4b
   E．C1s

10. 具有过敏毒素作用的补体组分是
    A．C3a、C5a
    B．C3a、C4a
    C．C3a、C4a、C5a
    D．C3a、C5b67
    E．C3b、C4b

11. 不参与 C5 转化酶形成的补体成分是
    A．C4
    B．C5
    C．C3
    D．C2
    E．B 因子

12. 下列哪种成分是 C3 转化酶
    A．$\overline{C234}$
    B．$\overline{C567}$
    C．$\overline{C3bBb}$
    D．$\overline{C3bBbp}$
    E．C1s

13. 激活补体能力最强的 Ig 是
    A．IgG
    B．IgE
    C．sIgA
    D．IgA
    E．IgM

14. 通过经典途径激活补体的 Ig 是
    A．IgA、IgG
    B．IgE、IgM
    C．sIgA、IgD
    D．IgA、IgM
    E．IgM、IgG

15. 既有趋化作用，又能激活肥大细胞释放组胺的补体裂解产物是
    A．C3a、C2a
    B．C3b、C4b
    C．$\overline{C423}$、$\overline{C567}$
    D．C3a、C5a
    E．C2a、C5a

16. C1q 能与哪些 Ig 的补体结合位点结合？
    A．IgG1、IgG2、IgG3、IgM
    B．IgG1、IgG2、IgG4、IgM
    C．IgG1、IgG3、IgG4、IgM
    D．IgG2、IgG3、IgG4、IgM
    E．IgM、IgG、IgA

17. 构成攻膜复合体（MAC）的补体成分是
    A．$\overline{C6b\sim9}$
    B．$\overline{C4b2b}$
    C．$\overline{C3bnBb}$
    D．$\overline{C3bBb}$
    E．$\overline{C5b\sim9}$

18. 能激活补体旁路途径的 Ig 是
    A．IgG4 和凝聚的 IgA
    B．IgG1～3
    C．IgM
    D．IgD
    E．IgE

19. 能激活 MBL 途径的成分是
    A．凝聚的 IgA
    B．IgG1～3
    C．IgM
    D．MBL

E．IgG4

20. 可以激活补体旁路途径的成分是
   A．内毒素 　　　B．抗原抗体复合物
   C．IgM 　　　　D．MBL
   E．单体 IgG

21. 补体参与的生物学作用是
   A．中和毒素作用
   B．ADCC 作用
   C．特异性抗体介导红细胞溶解
   D．沉淀作用
   E．低渗溶解红细胞

22. 下列关于补体的叙述，正确的是
   A．参与凝集反应
   B．对热稳定
   C．在免疫病理过程中发挥重要作用
   D．有免疫调节作用，无炎症介质作用
   E．补体只在特异性免疫效应阶段发挥作用

23. 补体的经典激活途径中形成的 C3 转化酶是
   A．$\overline{C4b2a}$ 　　B．$\overline{C3bBb}$
   C．$\overline{C4b2a3b}$ 　　D．$\overline{C3bnBb}$
   E．$\overline{C3bBbp}$

24. 同时参与经典、旁路及 MBL 三条激活途径的补体成分是
   A．C1 　　　　B．C2
   C．C3 　　　　D．C4
   E．B 因子

25. 下列哪种成分是旁路激活途径的 C5 转化酶
   A．$\overline{C3bBbp}$ 　　B．$\overline{C4b2a}$
   C．$\overline{C3bBb}$ 　　D．$\overline{C3bBb3b}$
   E．$\overline{C5b\sim9}$

26. 下列关于补体经典激活途径的叙述，错误的是
   A．抗原抗体复合物是其主要激活物质
   B．C1q 分子有六个结合部位，必须与 Ig 结合后才能激活后续的补体成分
   C．C4 和 C2 是 C1s 的底物
   D．激活顺序为 C1 2 3 4 5 6 7 8 9
   E．是三条激活途径中发挥作用最晚的

27. 下列哪种补体成分与 C5 转化酶形成无关
   A．C3 　　　　B．C2
   C．C4 　　　　D．C5
   E．B 因子

28. 参与溶细胞效应的补体成分是：
   A．C3b 　　　　B．$\overline{C4b2b}$
   C．$\overline{C5b\sim9}$ 　　D．$\overline{C5b67}$
   E．$\overline{C4b2b3b}$

29. 在抗感染过程中，补体发挥作用依次出现的途径是
   A．经典途径→MBL 途径→旁路途径
   B．旁路途径→经典途径→MBL 途径
   C．旁路途径→MBL 途径→经典途径
   D．经典途径→旁路途径→MBL 途径
   E．MBL 途径→经典途径→旁路途径

30. 补体促进吞噬细胞的吞噬作用，被称为补体的
   A．炎症介质作用
   B．中和及溶解病毒作用
   C．免疫黏附作用
   D．溶菌和细胞毒作用
   E．调理作用

（钟馨）

第五章　免疫系统

【知识要点】

一、免疫器官的分类

1. 中枢免疫器官：

(1) 骨髓：是各类血细胞和免疫细胞发生、分化、发育和成熟的场所，是机体重要的中枢免疫器官。

① 骨髓的结构与造血微环境：

· 骨髓位于骨髓腔中，分为红骨髓和黄骨髓。

· 红骨髓具有活跃的造血功能，由造血组织和血窦构成。

· 造血组织主要由基质细胞和造血细胞组成。

· 基质细胞包括网状细胞、成纤维细胞、血管内皮细胞、巨噬细胞等。

· 由基质细胞及其所分泌的多种细胞因子（IL-3、IL-4、IL-6、IL-7、GM-CSF 等）与细胞外基质共同构成了造血诱导微环境。

② 骨髓的功能：

· 各类血细胞和免疫细胞发生的场所。

· B 细胞分化成熟的场所。

· 再次体液免疫应答发生的场所。

(2) 胸腺：是 T 淋巴细胞分化、发育、成熟的主要器官。

① 胸腺的组织结构：

· 胸腺位于胸骨后方、胸腔纵膈上部。

· 胸腺分为皮质和髓质，相邻的小叶髓质彼此相连。

· 胸腺细胞是胸腺内的主体细胞。非淋巴样细胞包括上皮细胞、巨噬细胞、树突状细胞、抚育细胞等，统称为基质细胞。

② 胸腺的功能：

· 是 T 细胞分化、发育、成熟的场所。

· 分泌胸腺激素。

· 免疫调节作用。

2. 外周免疫器官：

(1) 淋巴结的功能：① 是 T 细胞和 B 细胞定居的场所；② 滤过和净化淋巴液的作用；③ 是初次免疫应答发生的场所。

(2) 脾的功能：① 是 T 细胞和 B 细胞定居的场所；② 是免疫应答发生的场所；③ 分泌

细胞因子；④ 过滤血液。

二、免疫细胞

1. T 细胞：

(1) T 细胞抗原受体（TCR）： TCR 为 T 细胞特异性识别抗原的受体，是所有 T 细胞的特征性表面标志。

(2) 处于不同分化阶段的 T 细胞可表达多种 CKR，如 IL-1R、IL-2R、IL-4R、IL-6R、IL-13R 等。细胞因子通过与 T 细胞表面相应受体结合，参与 T 细胞的分化发育、活化和增殖。

2. B 细胞：

(1) B 细胞抗原识别受体（BCR）：是嵌入细胞膜类脂分子中的膜表面免疫球蛋白（mIg），是 B 细胞的特征性表面标志，也是 B 细胞特异性识别不同抗原表位的分子基础。

(2) Fc 受体：多数 B 细胞表达 IgGFc 受体 II（Fc II），可与免疫复合物中的 IgG Fc 段结合。

(3) 补体受体：多数 B 细胞表面表达 CR1 和 CR2（即 CD35 和 CD21），与相应配体结合可促进 B 细胞活化。

3. 单核吞噬细胞表面标志、功能：

(1) 表面标志：单核/巨噬细胞（尤其是 Mφ）表达种类极多的表面受体［如补体受体、Fc 受体、清道夫受体、Toll 样受体、细胞因子受体、LPS/LBP 复合物受体（CD14）等］和表面抗原［如 MHC 分子、黏附分子（LFA-1、ICAM-1 等）、共刺激分子（B7、CD40 等）］。

(2) 功能：单核/巨噬细胞具有广泛的生物学效应，在机体防御和免疫应答中发挥重要作用。① 趋化作用；② 吞噬作用；③ 抗原处理及提呈作用；④ 杀伤肿瘤细胞；⑤ 调节免疫应答；⑥ 介导炎症反应。

4. 第三类淋巴细胞：NK 细胞，发挥 ADCC。

5. 抗原呈递细胞（APC）的概念：是指能摄取、加工、处理抗原，并将抗原信息提呈给 T 淋巴细胞的一类免疫细胞，在机体免疫应答过程中发挥重要的作用。

【课前预习】

一、基础复习

1. 骨髓、胸腺、脾、淋巴结、扁桃体的解剖结构。
2. 淋巴循环与血液循环的关系。
3. 血液细胞的组成。
4. 细胞分化的概念。
5. 细胞膜的组成。

二、预习目标

1. B 细胞的 SmIg 既是_____又是_____。
2. T 细胞根据功能不同分多个亚群，有_____、_____。
3. T 细胞表面的主要受体有：_____，_____，_____，_____。
4. B 胞的受体有：_____，_____，_____，_____，_____。

5. 单核吞噬细胞系统是指血液中的＿＿＿＿＿＿＿＿＿＿＿＿及组织中的巨噬细胞。它们的作用是：＿＿＿＿＿＿＿＿＿＿＿＿＿＿＿＿＿＿＿＿＿＿＿＿＿＿＿＿＿＿，＿＿＿＿＿＿＿＿＿＿＿＿＿＿＿，＿＿＿＿＿＿＿＿＿＿＿＿＿＿＿＿，＿＿＿＿＿＿＿＿＿＿＿＿＿。

6. 有杀伤作用的淋巴细胞是＿＿＿＿＿＿＿＿＿＿、＿＿＿＿＿＿＿＿＿；有特异性抗体存在发挥作用的是＿＿＿＿＿＿＿＿＿＿＿＿＿，有特异性的是＿＿＿＿＿＿＿＿＿＿＿。

7. CD4 分子的主要作用是＿＿＿＿＿＿＿＿＿＿＿＿＿＿＿＿＿和＿＿＿＿＿＿＿＿＿＿＿＿。

8. B 细胞表面识别抗原的复合受体分子由＿＿＿＿＿＿＿＿＿＿＿＿＿和＿＿＿＿＿＿＿＿＿组成。

9. 抗原呈递细胞主要有＿＿＿＿＿＿＿＿＿＿＿＿＿和＿＿＿＿＿＿＿＿＿＿、＿＿＿＿＿＿＿＿＿。

【课后巩固】

一、名词解释
ADCC   细胞因子   BCR   TCR

二、填空题

1. 外周免疫器官包括＿＿＿＿＿＿＿＿＿＿＿＿、＿＿＿＿＿＿＿＿＿＿＿和＿＿＿＿＿＿＿＿＿＿＿。

2. 人类中枢免疫器官由＿＿＿＿＿＿＿＿＿＿＿和＿＿＿＿＿＿＿＿＿＿＿组成。

3. B 细胞和 T 细胞分化成熟的场所分别是＿＿＿＿＿＿＿＿＿＿＿＿和＿＿＿＿＿＿＿＿＿＿。

4. B 细胞表面的抗原受体为＿＿＿＿＿＿＿＿＿＿＿，它的化学结构为＿＿＿＿＿＿＿＿＿＿，其作用是＿＿＿＿＿＿＿＿＿＿＿＿＿＿＿＿＿＿＿＿＿＿＿＿＿＿＿＿＿＿＿＿＿＿。

5. BCR 复合物的组成成分为＿＿＿＿＿＿＿＿＿＿、＿＿＿＿＿＿＿＿＿＿＿和＿＿＿＿＿＿＿＿＿。

6. 哺乳动物的 B 细胞在＿＿＿＿＿＿＿＿＿发育成熟，它的主要功能是产生＿＿＿＿＿＿＿＿、＿＿＿＿＿＿＿＿＿＿及分泌＿＿＿＿＿＿＿＿＿＿参与免疫调节。

7. B 细胞是一类专职＿＿＿＿＿＿＿＿＿＿，借其表面的 BCR 结合＿＿＿＿＿＿＿抗原，通过内吞和加工后，以＿＿＿＿＿＿＿＿＿＿＿＿＿形式提呈给 T 细胞。

8. B 细胞有异质性，根据是否表达＿＿＿＿＿＿分子，可分成＿＿＿＿＿＿细胞和＿＿＿＿＿＿细胞。

9. 根据 TCR 异二聚体的组成不同，T 细胞可分为＿＿＿＿＿＿＿＿＿＿和＿＿＿＿＿＿＿＿两种类型，外周血中 T 细胞绝大多数为＿＿＿＿＿＿＿＿＿＿，参与免疫应答的主要是＿＿＿＿＿＿＿＿＿＿型。

10. CD3 分子的主要作用是＿＿＿＿＿＿＿＿＿＿＿＿＿＿＿和＿＿＿＿＿＿＿＿＿＿＿＿＿＿。

11. 提供 T 细胞活化的第二信号主要是通过 T 细胞表面的＿＿＿＿＿＿＿＿＿和 APC 或靶细胞表面的＿＿＿＿＿＿＿＿＿之间的相互作用。

12. 按功能不同，调节性 T 细胞可分为＿＿＿＿＿＿＿＿、＿＿＿＿＿＿＿＿＿细胞；效应性 T 细胞可分为＿＿＿＿＿＿＿＿、＿＿＿＿＿＿＿＿＿细胞。

13. Th1 细胞主要通过释放＿＿＿＿＿＿、＿＿＿＿＿＿和＿＿＿＿＿＿＿等细胞因子而促进细胞免疫应答。

14. Th2 细胞主要通过释放＿＿＿＿＿＿＿＿＿、＿＿＿＿＿＿＿＿＿、＿＿＿＿＿＿＿＿和＿＿＿＿＿＿＿＿＿等细胞因子而促进体液免疫应答。

15. CTL 杀伤靶细胞的机制主要是通过释放＿＿＿＿＿＿＿＿＿＿＿、＿＿＿＿＿＿＿＿＿＿＿引起靶细胞裂解，或 CTL 活化后大量表达＿＿＿＿＿＿＿＿＿＿＿＿＿＿＿＿＿＿＿＿＿而引起靶细胞凋亡。

16. 具有杀伤作用的淋巴细胞有＿＿＿＿＿＿＿＿＿＿、＿＿＿＿＿＿＿＿＿＿、＿＿＿＿＿＿＿＿＿＿、＿＿＿＿＿＿＿＿＿＿。

17. 细胞因子按结构和功能可被分为＿＿＿＿＿＿＿＿＿＿、＿＿＿＿＿＿＿＿＿＿、
＿＿＿＿＿＿＿＿＿＿、＿＿＿＿＿＿＿＿＿＿、＿＿＿＿＿＿＿＿＿＿、六类。

18. Ⅰ型干扰素主要是由＿＿＿＿＿＿＿＿＿＿、＿＿＿＿＿＿＿＿＿＿细胞产生，Ⅱ型干
扰素主要是由＿＿＿＿＿＿＿＿＿＿、＿＿＿＿＿＿＿＿＿＿、＿＿＿＿＿＿＿＿＿＿细胞产生。

19. 细胞因子的主要生物学活性包括：＿＿＿＿＿＿＿＿＿＿、＿＿＿＿＿＿＿＿＿＿、
＿＿＿＿＿＿＿＿＿＿、＿＿＿＿＿＿＿＿＿＿、＿＿＿＿＿＿＿＿＿＿。

20. 细胞因子通常以＿＿＿＿＿＿＿＿＿＿和＿＿＿＿＿＿＿＿＿＿形式作用于邻近细
胞或细胞因子产生细胞本身，也可通过＿＿＿＿＿＿＿＿＿＿方式作用于远处的细胞。

21. 可直接杀伤肿瘤细胞或病毒感染细胞的细胞因子有：＿＿＿＿＿＿＿＿＿＿。

22. 介导炎症反应的细胞因子主要包括：＿＿＿＿＿、＿＿＿＿＿、＿＿＿＿＿、＿＿＿＿＿。

【综合练习】

A1 型题

1. **CD3 分布在下列哪种细胞上**
   A. LAK 细胞　　　B. NK 细胞
   C. B 细胞　　　　D. 所有 T 细胞
   E. Mφ

2. **CD4 分布在下列哪一组细胞上**
   A. Ts，Th1　　　B. Th1，Th2
   C. Tc，Ts　　　　D. Th，Ts
   E. Tc，Th2

3. **CD8 分布在下列哪一组细胞上**
   A. Ts，Th　　　　B. Th1，Th2
   C. Th1，Ts　　　 D. Tc，Ts
   E. Th，Tc

4. **关于细胞因子的共性，下述错误的是**
   A. 一种细胞可产生多种因子，一种因子
      也可由多种细胞产生
   B. 一种因子可有一至数种生物活性，多
      种因子也常有某些相同生物活性
   C. 多为大分子的物质，活性强、极微量
      即发挥作用
   D. 分泌后多在局部迅速而短暂发挥作用
   E. 对免疫细胞可进行正负调节

5. **CD3 和 CD4 抗原共同存在于**
   A. Th1 和 Tc 细胞内
   B. Ts 和 Tc 细胞内

   C. Th1 和 Th2 细胞内
   D. 所有成熟的 T 细胞内
   E. NK 细胞内

6. **人体 T 细胞膜上的受体有**
   A. C3 受体　　　B. EB 病毒受体
   C. 血凝素受体　　D. E 受体
   E. SmIg

7. **具有 IgG Fc 受体的细胞有**
   A. B 细胞、NK 细胞、LAK 细胞
   B. T 细胞、红细胞、B 细胞
   C. 中性粒细胞、NK 细胞、巨噬细胞、
      B 细胞
   D. K 细胞、Th、红细胞
   E. B 细胞、Tc

8. **下述关于 NK 细胞的特性，错误的是**
   A. 产生于骨髓
   B. 有 IgG 的 Fc 受体
   C. 有吞噬作用
   D. 可分泌细胞因子
   E. 干扰素促进其活性

9. **与绵羊红细胞结合，可形成玫瑰花环的细
   胞是**
   A. T 细胞　　　　B. B 细胞
   C. 单核巨噬细胞　 D. 中性粒细胞

E．肥大细胞

10．**T 淋巴细胞的功能不包括下列哪项**
    A．免疫辅助功能
    B．免疫抑制功能
    C．细胞因子分泌功能
    D．免疫记忆功能
    E．吞噬功能

11．**B 细胞不具有的功能是**
    A．抗原递呈功能
    B．分化为浆细胞产生抗体
    C．分泌细胞因子的功能
    D．免疫记忆功能
    E．直接杀伤靶细胞

12．**B 细胞特有的表面标志是**
    A．PWM 受体
    B．膜表面免疫球蛋白（SmIg）
    C．MHC Ⅱ 类分子
    D．C3b 受体
    E．Fc 受体

13．**免疫细胞包括**
    A．淋巴细胞   B．粒细胞
    C．巨噬细胞   D．红细胞
    E．以上都是

14．**巨噬细胞的免疫功能有**
    A．非特异性地吞噬抗原异物
    B．产生干扰素
    C．参与免疫调节
    D．提呈抗原
    E．以上都是

15．**对肿瘤细胞有杀伤作用的是**
    A．LAK 细胞   B．TNF
    C．NK 细胞   D．IL-2
    E．以上都具有

16．**下列不属于 B 细胞表面标志分子的是**
    A．SmIg   B．FcR
    C．CR   D．促分裂原受体
    E．CD3

17．**表达于所有成熟 T 细胞表面的 CD 分子是**
    A．CD3   B．CD4

    C．CD8   D．CD16
    E．CD19

18．**NK 细胞对靶细胞的杀伤需要依赖于下列哪种抗体**
    A．IgG   B．IgA
    C．IgE   D．IgM
    E．IgD

19．**B 细胞能识别特异性抗原，因其表面有**
    A．Fc 受体   B．C3 受体
    C．SmIg   D．LpS 受体
    E．IL-2 受体

20．**免疫活性细胞包括**
    A．嗜酸粒细胞   B．嗜碱粒细胞
    C．红细胞   D．T、B 细胞
    E．以上皆是

21．**对靶细胞无直接细胞毒作用的细胞为**
    A．Tc 细胞   B．NK 细胞
    C．TI 细胞   D．LAK 细胞
    E．Th1

22．**细胞因子共同特性不包括**
    A．多源性   B．高效性
    C．多向性   D．网络性
    E．特异性

23．**人体 B 细胞分化成熟的部位是**
    A．骨髓   B．法氏囊
    C．扁桃体   D．脾生发中心
    E．肠集合淋巴结

24．**实验动物新生期切除胸腺后**
    A．细胞免疫功能正常，体液免疫功能受损
    B．细胞免疫功能受损，体液免疫功能正常
    C．细胞免疫功能缺乏，体液免疫功能受损
    D．细胞免疫功能及体液免疫功能均正常
    E．细胞免疫功能及体液免疫功能均丧失

25．**鉴别 T 细胞与 B 细胞的依据是**
    A．形态不同
    B．大小不同
    C．胞浆内颗粒的差异
    D．细胞核的差异
    E．膜表面标志的差异

26. 关于外周免疫器官，以下错误的叙述是
    A．包括淋巴结、脾脏和黏膜相关淋巴组织
    B．是 T、B 淋巴细胞移居的部位
    C．是 T、B 淋巴细胞分化成熟的场所
    D．是 T、B 淋巴细胞增殖分化的部位
    E．是免疫应答发生的部位

27. 关于免疫细胞，以下错误的叙述是
    A．B 淋巴细胞具有抗原呈递功能
    B．Th 细胞具有免疫调节功能
    C．NK 细胞参与 ADCC 效应
    D．树突状细胞具有吞噬杀菌和抗原呈递功能
    E．单核吞噬细胞具有吞噬杀菌和抗原呈递功能

28. 具有特异性杀伤作用的细胞是
    A．NK 细胞   B．Tc 细胞
    C．LAK 细胞   D．巨噬细胞
    E．中性粒细胞

29. 可以对抗原进行特异性识别的细胞是
    A．中性粒细胞   B．树突状细胞
    C．B 细胞、T 细胞   D．巨噬细胞
    E．NK 细胞

30. 与抗体产生有关的细胞是
    A．红细胞   B．粒细胞
    C．Tc 细胞   D．巨噬细胞
    E．NK 细胞

31. 脾脏和淋巴结生发中心主要由哪类细胞聚积形成
    A．T 淋巴细胞   B．B 淋巴细胞
    C．粒细胞   D．巨噬细胞
    E．NK 细胞

32. 淋巴结的功能不包括
    A．T 细胞进行阴性选择的场所
    B．免疫细胞定居的场所
    C．产生初次免疫应答的场所
    D．清除异物
    E．参与淋巴细胞的再循环

33. BCR 复合物的组成成分为

    A．mIg，CD3
    B．IgM，CD79a/CD79b
    C．IgD，CD79a/CD79b
    D．mIg，Igα 和 Igβ
    E．mIg，IgA 和 IgG

34. 传递 B 细胞活化信号 1 的信号转导分子为
    A．CD79a 和 CD79b
    B．CD19 和 CD21
    C．CD3 和 CD4
    D．CD4 和 CD8
    E．CD40 和 CD40L

35. 以下关于 BCR 的叙述，错误的是
    A．其化学本质是 mIg
    B．能有效地摄取可溶性抗原
    C．识别抗原有 MHC 限制性
    D．与抗原结合后产生 B 细胞活化信号 1
    E．B 细胞活化信号 1 经 Igα 和 Igβ 传至胞内

36. B 细胞的表面受体不包括
    A．BCR   B．HIV 受体
    C．EB 病毒受体   D．CR1 和 CR2
    E．FcγR Ⅱ

37. 下列哪种组合是 B 细胞活化的第二信号
    A．CD80(B 细胞)—CD28(T 细胞)
    B．CD86(B 细胞)—CD28(T 细胞)
    C．CD40L(B 细胞)—CD40(活化的 T 细胞)
    D．CD40(B 细胞)—CD40L(活化的 T 细胞)
    E．B7(B 细胞)—CD28(T 细胞)

38. 下列哪种组合可抑制 T 细胞的活化？
    A．CD80(B 细胞)—CD28(T 细胞)
    B．CD86(B 细胞)—CD28(T 细胞)
    C．B7(B 细胞)—CTLA-4(活化的 T 细胞)
    D．CD40(B 细胞)—CD40L(活化的 T 细胞)
    E．CD40L(B 细胞)—CD40(活化的 T 细胞

39. 以下关于 B1 细胞的叙述，错误的是
    A．细胞表面表达 CD5 和 mIgM
    B．其 BCR/所产生的抗体与抗原结合的特异性高
    C．产生于个体发育的早期
    D．倾向于定位在肠道和腹膜腔

E．倾向于产生抗细菌多糖抗原的抗体

40. 以下关于 **B2** 细胞的叙述，正确的是
    A．产生于胎儿期
    B．可与多种不同的抗原表位结合，表现为多反应性
    C．对蛋白质抗原的应答能力强
    D．主要产生低亲和力的 IgM
    E．可产生致病性自身抗体而诱发自身免疫病

41. 哺乳动物 **B** 细胞发育成熟的场所为
    A．骨髓
    B．胸腺
    C．淋巴结
    D．脾脏
    E．黏膜伴随淋巴组织

42. 关于 **B** 细胞，下列哪种说法不正确
    A．骨髓中的淋巴细胞主要为 B 细胞
    B．B 细胞表面表达的 mIg 是 B 细胞的抗原受体
    C．B 细胞的抗原受体库能对众多的、无限的非己抗原产生应答
    D．某个 B 细胞产生的抗体所结合的抗原与该 B 细胞 BCR 结合的抗原相同
    E．B1 细胞和 B2 细胞产生的抗体均有高度的特异性

43. **B** 细胞作为专职性 **APC**，以下正确的表述是
    A．B 细胞通过 BCR 结合颗粒性抗原
    B．B 细胞的抗原提呈作用在自然免疫应答中十分重要
    C．B 细胞组成性地表达协同刺激分子
    D．只有活化的 B 细胞才是抗原提呈细胞
    E．正常情况下，B 细胞也能把可溶性自身抗原提呈给 T 细胞

44. **B** 细胞的 **BCR** 结合的抗原为
    A．TD 抗原
    B．TI 抗原
    C．颗粒性抗原
    D．可溶性抗原
    E．外源性抗原和内源性抗原

45. **BCR** 复合物的组成成分不包括
    A．mIgM
    B．mIgG

C．Igα
D．Igβ
E．IgG

46. **T** 淋巴细胞不具备的表面标志是
    A．CD2
    B．CD3
    C．CD4/CD8
    D．CD80(B7)
    E．TCR

47. 全体 **T** 细胞特有的表面标志是
    A．CD21
    B．CD32
    C．CD4/CD8
    D．CD28
    E．TCR

48. 以下关于 **TCR** 的叙述，错误的是
    A．是 T 细胞识别抗原的受体
    B．有 αβ 和 γδ 两型
    C．组成的两条肽链均含可变区和稳定区
    D．是 T 细胞表面的特有标志
    E．主要识别游离可溶性抗原

49. 具有稳定 **TCR** 结构及转导 **T** 细胞活化信号作用的是
    A．CD2
    B．CD3
    C．CD4
    D．CD8
    E．CD28

50. 大多数 **CD3** 分子的组成形式是
    A．αβ、γδ、εε
    B．γδ、εδ、ηη
    C．γε、δε、ζζ
    D．γε、δε、ζη
    E．γγ、δε、ζη

51. 关于 **CD8** 分子的作用，以下叙述错误的是
    A．能与 MHC Ⅰ 分子非多态区结合
    B．增强 Th 细胞与靶细胞的结合
    C．参与抗原刺激 TCR-CD3 信号转导
    D．参与 T 细胞在胸腺内的分化
    E．与抗原识别无关

52. **T**、**B** 细胞表面共同的有丝分裂原受体是
    A．PHA-R
    B．ConA-R
    C．LPS-R
    D．SPA-R
    E．PWM-R

53. **T** 细胞活化的第一信号是通过 **T** 细胞与 **APC** 间的哪组分子的相互作用
    A．TCR-CD3 复合物与抗原肽-MHC 复合物
    B．CD28 与 B7（CD80）

C．LFA-1 与 ICAM-1

D．LFA-2（CD2）与 LFA-3

E．CD40L 与 CD40

54．T 细胞活化的第二信号是指

A．CD4 与 MHCⅡ类分子间的互相作用

B．CD8 与 MHCⅠ类分子间的互相作用

C．TCR-CD3 复合物与抗原肽-MHC 复合物间的相互作用

D．IL-2 与相应受体间的相互作用

E．协同刺激分子与相应受体间的相互作用

55．分泌 IL-2、IFN-γ、TNF-β 等细胞因子，促进细胞免疫应答的是

A．Th1 细胞　　　B．Th2 细胞

C．Tc 细胞　　　D．Ts 细胞

E．NK 细胞

56．不是 Th2 细胞分泌的细胞因子是

A．IL-4　　　B．IL-5

C．IL-6　　　D．IL-10

E．IFN-γ

57．目前所知机体内功能最强的抗原提呈细胞是

A．B 淋巴细胞

B．NK 细胞

C．树突状细胞（DC）

D．巨噬细胞

E．内皮细胞

58．与内源性抗原提呈密切相关的分子是

A．MHCⅠ类分子　　　B．MHCⅡ类分子

C．FcγR　　　D．mIg

E．C3bR

59．与外源性抗原提呈密切相关的分子是

A．MHCⅠ类分子　　　B．MHCⅡ类分子

C．FcγR　　　D．mIg

E．C3bR

60．下列哪一种细胞是机体适应性免疫应答的始动者

A．巨噬细胞　　　B．树突状细胞

C．B 淋巴细胞　　　D．内皮细胞

E．以上均不是

61．主要在再次体液免疫应答中起抗原提呈作用的细胞是

A．巨噬细胞　　　B．树突状细胞

C．NK 细胞　　　D．B 淋巴细胞

E．中性粒细胞

62．CTL 细胞杀伤靶细胞时下列哪项是正确的

A．CTL 细胞无须与靶细胞接触

B．靶细胞被溶解时，CTL 细胞同时受损

C．CTL 细胞具有特异性杀伤作用

D．穿孔素诱导靶细胞凋亡

E．一个 CTL 细胞只能杀伤一个靶细胞

63．下列哪些不属于 T 淋巴细胞介导的细胞免疫现象

A．对胞内寄生微生物的抗感染作用

B．抗肿瘤免疫

C．调理作用

D．移植物抗宿主反应

E．迟发型超敏反应

64．关于细胞因子的共性，下列哪项是错误的

A．无 MHC 限制性　　　B．特异性

C．高效性　　　D．网络性

E．作用多向性

65．细胞因子不包括

A．淋巴毒素　　　B．过敏毒素

C．IL-2　　　D．集落刺激因子

E．干扰素

（钟馨）

第六章　主要组织相容性复合体

【知识要点】

一、MHC 的概念
1. 组织相容性抗原/移植抗原：是代表个体特异性的抗原或者引起排斥反应的抗原。
2. 主要组织相容性抗原：是引起快而强排斥反应的组织相容性抗原。
3. 基因定位：HLA 复合体结构。

二、MHC 分子的功能
1. 抗原提呈：

(1) MHC 分子的抗原结合凹槽选择性地结合抗原肽，形成 MHC 分子-抗原肽复合物，以 MHC 限制性的方式供 T 细胞识别，启动特异性免疫应答。

(2) MHC I 类分子提呈的抗原肽由 CD8+T 细胞识别。

(3) MHC II 类分子提呈的抗原肽由 CD4+T 细胞识别。

2. 由抗原提呈衍生的其他功能。

三、HLA 复合体的遗传特征
1. 复杂的多样性-多基因性和多态性。
2. 单元型遗传和连锁不平衡。

四、HLA 在医学上的意义
1. HLA 与疾病的关联：携带某一 HLA 型别的个体对特定疾病表现为易感性或抗性的现象。（例如：携带 HLA-B27 者易患强直性脊柱炎）

2. HLA 抗原表达异常与疾病：多种肿瘤细胞的 HLA I 类抗原表达减少或缺如；自身免疫病的靶细胞异常表达 HLA II 类抗原。

3. HLA 与排斥反应：供、受者间的组织相容性主要取决于 HLA 型别的相合程度。

4. HLA 与法医：HLA 型别分析应用于个体识别和亲子鉴定。

【课前预习】

一、基础复习
1. 基因的概念。
2. 中心法则。
3. 细胞减数分裂。

二、预习目标

1. 人类 MHC 称为_____，其编码的产物称为_____；小鼠 MHC 称为_____，其编码的产物称为_____。

2. HLA 复合体位于人体_____上。

【课后巩固】

一、名词解释

MHC 复合体　　HLA 抗原

二、填空题

1. _____类基因集中于远离着丝点一端，_____类基因集中于近着丝点一端。

2. HLA 复合体的特征是：_____、_____、_____和_____。

3. 经典的 HLA Ⅰ 类和 HLA Ⅱ 类基因编码的产物的主要功能是_____。

4. 经典的 HLA Ⅰ 类基因包括_____、_____和_____三个座位；经典的 HLA Ⅱ 类基因由_____、_____和_____三个亚区组成。

5. HLA Ⅰ 类分子由_____、_____两条肽键组成；前者由第_____号染色体编码，后者由第_____号染色体编码。

6. HLA Ⅰ 类分子的抗原结合槽由_____和_____结构域构成；HLA Ⅱ 类分子的抗原结合槽由_____、_____结构域构成。

7. MHC Ⅰ 类分子的主要功能是提呈_____肽，供_____细胞识别；MHC Ⅱ 类分子的主要功能是提呈_____，供_____细胞识别。

【综合练习】

A1 型题

1. 将健康人的组织或器官来替代患者丧失功能的组织和器官，常常会发生排斥反应，此时 HLA 分子被认为是

A．同种异型抗原　　　B．异嗜性抗原

C．异种抗原　　　　　D．同种抗原

E．改变的自身抗原

2. 既表达 MHC Ⅰ 类分子，又表达 MHC Ⅱ 类分子的细胞是

A．红细胞　　　　　　B．嗜碱性粒细胞

C．B 细胞　　　　　　D．中性粒细胞

E．肥大细胞

3. 以下关于 MHC Ⅰ 类分子的叙述，正确的是

A．MHC Ⅰ 类分子的肽链均为 MHC 编码

B．参与 B 淋巴细胞的发育

C．为两条相同的重链和两条相同的轻链组成的四肽链结构

D．参与外源性抗原的提呈

E．HLA Ⅰ 类分子由第六染色体短臂上的 HLA 复合体编码

4. 以下关于 MHC Ⅱ 类分子的叙述，正确的是

A．2条多肽链均为 MHC 编码

B．人类的 MHC Ⅱ类分子包括 HLA-DR、HLA-DQ、HLA-DP

C．主要存在抗原提呈细胞的表面

D．个体所有 HLA 表型的一半

E．某一个体 HLA 分子的型别

5. **移植抗原是**

A．CD 分子　　　B．CK

C．AM　　　　　D．HLA 分子

E．Ig 分子

6. **下列哪项不是 HLA 复合体基因编码的产物**

A．MHC Ⅰ类分子的α链

B．MHC Ⅰ类分子的β链

C．MHC Ⅱ类分子的β链

D．MHC Ⅱ类分子的α链

E．C2、C4、TNF

7. **MHC 是指**

A．染色体上编码组织相容性抗原的一组紧密连锁基因群

B．染色体上编码次要组织相容性抗原的一组紧密连锁基因群

C．染色体上编码主要组织相容性抗原的一组紧密连锁基因群

D．染色体上编码移植抗原的一组紧密连锁基因群

E．染色体上一组基因群

8. **HLA 单倍型是指**

A．同一条染色体上 HLA 等位基因的组合

B．在两条染色体上 HLA 等位基因的组合

C．个体所有 HLA 表型的组合

D．个体所有 HLA 表型的一半

E．某一个体 HLA 分子的型别

9. **HLA 的表型是指**

A．HLA 基因在体细胞一条染色体上的组合

B．HLA 基因在体细胞两条染色体上的组合

C．一条染色体上的基因组合

D．两条染色体上的基因组合

E．某一个体 HLA 分子的型别

10. **HLA 分子的多态性部位是**

A．肽结合区　　　B．Ig 样区

C．跨膜区　　　　D．胞浆区

E．以上都不是

11. **MHC 分子参与下列哪些细胞的分化过程**

A．造血干细胞分化为淋巴干细胞

B．淋巴干细胞分化为前 T 淋巴细胞

C．前 T 细胞分化为成熟 T 淋巴细胞

D．成熟 T 淋巴细胞分化为记忆 T 细胞

E．淋巴干细胞分化为 B 细胞

12. **亲代与子代之间必然有一个 HLA 单倍型相同是因为**

A．单倍型遗传方式

B．高度多态性现象

C．连锁不平衡

D．性连锁遗传

E．等位基因同源染色体之间的交换

13. **HLA Ⅱ类分子表达在**

A．T 淋巴细胞表面

B．血管内皮细胞表面

C．APC 表面

D．肝细胞表面

E．上皮细胞表面

14. **为患者做器官移植进行 HLA 配型时，下列供者中哪个最合适**

A．患者父母

B．患者妻子

C．患者同胞兄弟姐妹

D．患者子女

E．患者同卵双生同胞兄弟姐妹

15. **不是由 HLA 基因编码的产物是**

A．β2 微球蛋白（β2m）

B．HLA Ⅰ类分子α链

C．HLA Ⅱ类分子α链

D．HLA Ⅱ类分子β链

E．低分子量多肽（LMP）

16. **HLA Ⅱ类基因的表达产物主要分布于**

A．所有白细胞胞表面

B．专职性 APC、胸腺上皮细胞和活化 T 细胞表面

C．所有有核细胞和血小板表面

D．淋巴细胞表面

E．所有血细胞表面

17．**不表达 HLA I 类分子的细胞是**

A．T 淋巴细胞　　　B．B 淋巴细胞

C．非专职性 APC　　D．中性粒细胞

E．成熟红细胞

18．**构成 HLA I 类分子抗原肽结合槽的部位是**

A．α1 结构域和 β2m

B．α1 和 α2 结构域

C．α2 和 α3 结构域

D．α3 结构域和 β2m

E．β2m

19．**以下关于 HLA I 类分子的叙述，错误的是**

A．几乎分布于所有有核细胞表面

B．由 α 链和 β2m 组成，分别由第 6 号和第 15 号染色体编码

C．是提呈内源性抗原肽的关键性分子

D．能与辅助受体 CD8 分子结合

E．对 Th 的识别起限制作用

20．**专职性 APC 提呈外源性抗原的关键性分子是**

A．MHC I 类分子

B．MHC II 类分子

C．MHC III 类分子

D．CD1 分子

E．黏附分子

21．**以下关于 HLA II 类分子的叙述，错误的是**

A．主要分布于专职性 APC 和活化 T 细胞等细胞表面

B．是提呈外源性抗原的关键性分子

C．由 α、β 两条肽链组成，分别由不同染色体编码

D．对 Th 的识别起限制作用

E．能与辅助受体 CD4 分子结合

22．**不表达 HLA II 类分子的细胞是**

A．正常胰岛 β 细胞　　B．B 淋巴细胞

C．活化的 Th 细胞　　D．Mφ

E．树突状细胞

23．**MHC 分子最重要的功能是**

A．提呈抗原肽，激活 T 细胞，启动特异性免疫应答

B．诱导 T 细胞分化

C．引起移植排斥反应

D．限制免疫细胞间的相互作用

E．诱导免疫耐受

24．**与强直性脊柱炎相关联的 HLA 分子是**

A．HLA-A4　　　　　B．HLA-B27

C．HLA-B17　　　　　D．HLA-DR2

E．HLA-DR3

25．**HLA 抗原所不具备的功能是**

A．诱导移植排斥反应

B．参与自身免疫耐受的形成

C．参与抗原提呈

D．参与 T 细胞分化发育

E．参与调理吞噬

（郭永明）

第七章　　免疫应答

【知识要点】

一、T 细胞介导的细胞免疫应答

1. T 细胞识别抗原的特点及识别发生的部位：

T 细胞膜表面的抗原识别受体（TCR）与抗原提呈细胞（APC）表面的抗原肽-MHC 分子复合物特异性结合的过程，称为抗原识别。适应性免疫应答的场所主要是在外周免疫器官，特别是淋巴结和脾脏。

2. T 细胞活化的信号要求：双信号。

3. CD4$^+$ T 细胞及 CD8$^+$ T 细胞介导的免疫效应及其发生过程：

(1) 分为三个阶段：① T 细胞特异性识别抗原阶段；② T 细胞活化、增殖和分化阶段；③ 效应 T 细胞的产生及效应阶段。

(2) Th1 细胞的生物学活性：

① Th1 细胞对巨噬细胞的作用：Th1 细胞可产生多种细胞因子，如 IL-2、TNF、IFN-γ 等作用于巨噬细胞。

· 作用：激活巨噬细胞；诱生并募集巨噬细胞。

· 效应：抗胞内病原体感染。

② Th1 细胞对淋巴细胞的作用：

· Th1 细胞产生的 IL-2 等细胞因子，可促进 Th1 细胞、CTL 等增殖，从而放大免疫效应。

· 辅助 B 细胞产生具有调理作用的抗体。

③ Th1 细胞对中性粒细胞的作用：Th1 细胞产生淋巴毒素和 TNF-α，可活化中性粒细胞，促进其杀伤病原体。

(3) CTL 细胞的效应功能：

① 主要杀伤胞内寄生病原体（病毒、某些胞内寄生菌等）的宿主细胞、肿瘤细胞等。

② 主要通过两条途径杀伤靶细胞：穿孔素/颗粒酶途径；Fas 与 FasL 途径。

二、B 细胞介导的体液免疫应答

1. B 细胞对 TD 抗原免疫应答的基本过程：

(1) 识别阶段：① B 细胞对 TD 抗原的识别；② B 细胞和 Th 细胞间的相互作用。

(2) 活化、增殖和分化阶段。

(3) 效应阶段。

2. B 细胞识别抗原的特点：BCR 与抗原表位直接结合。

3. B 细胞活化信号要求：双信号。

4. 体液应答的一般规律：

(1) 初次免疫应答：特定抗原首次刺激机体，须经一定的潜伏期才能在血液中出现抗体，且产量低，维持时间短，很快下降，此为初次免疫应答。

(2) 再次免疫应答（回忆应答）：在初次应答后的抗体下降期，再次给予相同抗原刺激，则抗体出现的潜伏期明显缩短，抗体产量高，维持时间长，此为再次免疫应答。

三、B 细胞对 TI 抗原的应答

1. 高浓度 TI-1 和 TI-2 抗原使多克隆 B 细胞激活：

(1) TI 抗原的部分决定基直接与 B 细胞 BCR 结合。

(2) TI 抗原的丝裂原结构与 B 细胞表面相应受体结合。

2. TI-2 抗原直接激活 B 细胞：TI 的重复决定基与多个 BCR 高亲和力结合，BCR 交联。

【课前预习】

一、基础复习

1. 抗原、抗体的概念。

2. T 细胞、B 细胞、APC 细胞膜的表面分子。

3. 外周免疫器官的类型及其功能。

4. 抗原的分类。

二、预习目标

1. 细胞免疫效应作用的两种基本形式是：_____细胞介导的细胞毒作用，_____介导的迟发型超敏反应（DTH）。

2. 细胞免疫参与的免疫学效应可以表现为_____、_____、_____、_____。

3. 在抗体产生的一般规律中，初次免疫应答的潜伏期_____，_____，持续时间_____，抗体以_____为主。

【课后巩固】

一、名词解释

细胞免疫　　体液免疫　　免疫应答

二、填空题

1. 机体的特异性体液免疫应答主要由_____介导。体液免疫应答的第一步是_____对抗原的特异性识别及两者的结合。

2. B 细胞作为抗原呈递细胞，其表面的主要协同刺激分子是_____；作为免疫效应细胞，其表面的主要协同刺激分子是_____。

3. B 细胞识别的抗原主要是_____，还有_____。

4. 在 TD 抗原诱导的初次应答中，血清抗体持续时间相对_____，抗体类型主要为_____；而再次应答中，_____类抗体含量较初次应答时显著增高。

5. 在抗体产生的一般规律中，再次免疫应答的潜伏期_____，效价_____，持续时间_____，抗体以_____为主。

6. 特异性细胞免疫是指_____细胞产生的免疫效应，包括_____细胞的直接杀伤和 T_{DTH}（Th1）细胞释放淋巴因子发挥的免疫作用。

7. 免疫应答可分为 B 细胞介导的_____和 T 细胞介导的_____两种类型。

【综合练习】

A1 型题

1. 细胞间作用受 MHC I 类抗原限制的是
   A．APC 与 Th 细胞
   B．NK 细胞与靶细胞
   C．Th 细胞与 Ts 细胞
   D．Tc 细胞与靶细胞
   E．Th 细胞与 B 细胞

2. 细胞间相互作用不受 MHC 限制的是
   A．Tc 细胞杀伤肿瘤细胞
   B．Mφ 与 Th 细胞
   C．Tc 细胞杀伤病毒感染细胞
   D．NK 细胞与肿瘤细胞
   E．Th 细胞与 Ts 细胞

3. TCR 识别抗原的信号是通过下列哪项进行传递的
   A．CD2
   B．SmIg
   C．Igα，Igβ
   D．CD3
   E．MHC I/MHC II 类分子

4. 下列哪种可以特异性被动转移体液免疫
   A．抗体　　　　B．IL-2
   C．TNF　　　　D．T 细胞
   E．IL-1

5. 特异性细胞免疫的效应细胞是
   A．Th1、Th2　　B．Th1、Ts
   C．Th1、Tc　　D．Th2、Tc
   E．Th2、Ts

6. 与细胞免疫无关的免疫反应是
   A．抗毒素中和作用　B．抗肿瘤免疫
   C．移植排斥反应　　D．接触性皮炎
   E．结核结节形成

7. DTH 炎症反应的效应细胞是
   A．活化的巨噬细胞
   B．活化的 NK 细胞
   C．活化的 Th2 细胞
   D．中性粒细胞
   E．嗜酸性粒细胞

8. 特异性杀伤靶细胞的细胞是
   A．NK 细胞　　　B．Mφ细胞
   C．Tc 细胞　　　D．LAK 细胞
   E．中性粒细胞

9. Tc 杀伤靶细胞的特点是
   A．不需要细胞直接接触
   B．作用无特异性
   C．不需要细胞因子参与
   D．不需要抗原刺激
   E．释放穿孔素、颗粒酶和表达 FasL

10. T 细胞介导的细胞免疫以下哪项是错误的
   A．均是由 TD 抗原刺激产生
   B．有多种细胞参与
   C．能经效应 T 淋巴细胞被动转移
   D．需要 B 细胞参与
   E．有免疫记忆

11. 具有免疫记忆的细胞是

A．巨噬细胞　　　　B．中性粒细胞

C．淋巴细胞　　　　D．肥大细胞

E．NK 细胞

12. T 细胞介导的免疫应答不需要

A．巨噬细胞的参与

B．Tc 细胞的参与

C．Th 细胞的参与

D．T_{DTH} 细胞的参与

E．NK 细胞的参与

13. 再次免疫应答的特点是

A．抗原提呈细胞是巨噬细胞

B．抗体产生快，维持时间短

C．抗体主要是 IgM 和 IgG

D．抗体为高亲和性抗体

E．TD 抗原和 TI 抗原都可引起再次免疫应答

14. 初次免疫应答的特点是

A．抗原呈递细胞是 B 细胞

B．抗体产生慢，维持时间短

C．抗体滴度较高

D．所需抗原浓度低

E．TI 抗原可引起初次和再次免疫应答

15. BCR 识别抗原的特点是

A．受 MHC Ⅰ 类分子的限制性

B．受 MHC Ⅱ 类分子的限制性

C．识别抗原的线性决定簇

D．直接捕获外源性抗原

E．受 MHC 样分子的限制

16. 初次体液免疫应答产生的抗体主要是

A．IgG　　　　B．IgA

C．IgE　　　　D．IgM

E．IgD

17. 再次体液免疫应答产生的抗体主要是

A．IgG　　　　B．IgA

C．IgE　　　　D．IgM

E．IgD

18. 免疫应答过程不包括

A．APC 对抗原的处理和提呈

B．免疫活性细胞对抗原的特异性识别

C．T 细胞在胸腺内分化成熟

D．T 细胞和 B 细胞的活化、增殖与分化

E．效应细胞和效应分子的产生和作用

19. 在抗体产生的过程中，下列哪项是错误的

A．Th 与 B 细胞的相互作用受 MHC 限制

B．B 细胞是产生抗体的细胞

C．APC 表面的协同刺激分子与 T 细胞上的相应受体结合是启动 Th 活化的信号之一

D．MHC 分子与外来抗原肽复合物是启动 Th 活化的信号

E．Ig 的类别转换不需要细胞因子的参与

20. 不属于 TI-Ag 诱导的体液免疫应答的特点是

A．所产生的抗体是 IgG

B．无类别转换

C．无抗体亲和力成熟

D．不需要 Th 细胞的辅助

E．无免疫记忆

（郭永明）

第八章　　抗感染免疫

【知识要点】

一、固有免疫的组成

1. 屏障结构：

(1) 皮肤黏膜屏障：

① 物理屏障：由皮肤和黏膜组织构成。

② 化学屏障：皮肤和黏膜分泌物中含有多种杀菌、抑菌物质，如不饱和脂肪酸、乳酸、胃酸、溶菌酶、抗菌肽等。

③ 微生物屏障：寄居在皮肤和黏膜表面的正常菌群，可通过与病原体竞争结合上皮细胞和营养物质，或通过分泌某些杀菌、抑菌物质对病原体产生抵御作用。

(2) 体内屏障：① 血脑屏障；② 血胎盘屏障。

2. 固有免疫分子：

(1) 补体系统。

(2) 细胞因子。

(3) 溶菌酶：属于不耐热碱性蛋白质，主要由巨噬细胞产生，可直接水解革兰氏阳性菌胞壁的关键组分肽聚糖，从而使细菌溶解。

3. 固有免疫细胞：主要包括吞噬细胞、树突状细胞、NK 细胞、B1 细胞、肥大细胞等。

二、抗菌免疫的机制

1. 细胞免疫应答及其效应机制：

(1) 病原菌感染早期，在局部引流淋巴结或感染微环境中可诱生 Th17 细胞，其可通过分泌的 IL-17、IL-22 等细胞因子发挥效应。

(2) 感染中后期，胞内病原菌可促使 DC 分泌 IL-12，后者与 NK 细胞分泌的 IFN-γ 共同诱导 Th1 细胞分化，介导细胞免疫应答。

2. 体液免疫应答及其效应机制：

体液免疫所产生的抗体具有如下功能：

(1) 中和细菌外毒素。

(2) 封闭病原体表面参与感染的关键表位，阻止其感染宿主细胞。

(3) 激活补体经典途径杀伤病原体。

(4) 调理作用，增强巨噬细胞及 NK 细胞的吞噬功能。

(5) 通过 ADCC 效应促进 NK 细胞杀伤病原体。

(6) IgG 经 FcγR 穿越母胎界面，使胎儿及 3 个月内新生儿获得抗感染免疫力。

（7）黏膜 sIgA 可阻止黏膜表面的病原菌继续入侵。

3. 黏膜免疫应答及其效应机制：黏膜免疫应答中，T、B 细胞在局部黏膜部位激活，可通过淋巴管和血液运输至其他黏膜部位，在局部产生 sIgA，发挥效应。

三、抗病毒免疫的机制

1. 体液免疫应答：

（1）中和病毒作用：

病毒的表面抗原刺激机体产生特异性抗体（IgG、IgM、IgA），其中有些抗体能与病毒结合而清除其感染者，称为中和抗体。例如 IgG 和 sIgA，在限制病毒扩散或再感染方面起着重要作用。

（2）ADCC 作用：由抗体与巨噬细胞或 NK 细胞协同发挥，可破坏病毒感染的靶细胞。

（3）补体依赖的细胞毒（CDC）作用：抗体与病毒感染的细胞结合后可通过经典途径激活补体，导致病毒感染细胞的溶解。

2. 细胞免疫应答：效应性 CD8$^+$T 细胞（CTL）和 CD4$^+$Th1 细胞是参与抗病毒细胞免疫的主要效应细胞。病毒特的 CTL 通过 TCR 对病毒感染的靶细胞进行识别，发挥对靶细胞的杀伤作用。

【课前预习】

一、基础复习

1. 皮肤、血脑屏障、胎盘屏障的结构。

2. 补体的概念及功能。

3. 细菌结构，G$^+$、G$^-$ 细胞壁组成的差异。

二、预习目标

1. 体液中的杀菌天然物质包括＿＿＿＿＿＿＿＿＿、＿＿＿＿＿＿＿＿＿和＿＿＿＿＿＿＿＿＿等。

2. 参与非特异免疫的细胞，除巨噬细胞外还有＿＿＿＿＿、＿＿＿＿＿和＿＿＿＿＿等细胞。

【课后巩固】

填空题

1. 天然免疫细胞中，具有 ADCC 作用的是＿＿＿＿＿＿、＿＿＿＿＿和＿＿＿＿＿＿。

2. 参与 I 型超敏反应的天然免疫细胞为＿＿＿＿＿＿＿＿和＿＿＿＿＿＿；对 I 型超敏反应起负调节作用且对寄生虫和微生物具有杀伤作用的天然免疫细胞是＿＿＿＿＿＿＿＿。

3. 巨噬细胞主要的免疫学功能包括：＿＿＿＿＿＿＿＿＿＿＿＿＿＿＿、＿＿＿＿＿＿＿＿＿＿＿和＿＿＿＿＿＿＿＿＿＿＿＿＿。

4. 通过表达 FcγR 而发挥免疫监视功能的天然免疫细胞有＿＿＿＿、＿＿＿＿、和＿＿＿＿。

5. NK 通过释放＿＿＿＿＿＿、＿＿＿＿＿＿致细胞裂解。其杀伤特点为：＿＿＿＿＿抗原刺激，识别靶细胞＿＿＿＿＿MHC 分子限制。

【综合练习】

A1 型题

1. 宿主的天然抵抗力是

　A. 经遗传而获得的

　B. 母体的抗体（IgG）通过胎盘给婴儿而获得的

　C. 接种菌苗或疫苗而获得的

　D. 感染病原微生物而获得的

　E. 给宿主转输致敏淋巴细胞而获得的

2. 以下关于溶菌酶的叙述，错误的是

　A. 它是一种低分子碱性蛋白质

　B. 广泛存在于人体组织、细胞、体液之中

　C. 为正常体液中的抗菌物质

　D. 吞噬细胞溶酶在人体中含量较多

　E. 对革兰氏阴性菌有溶菌作用

3. 不属于非特异性免疫的是

　A. 巨噬细胞及嗜中性粒细胞的吞噬作用

　B. 胃酸的杀菌作用

　C. 皮肤黏膜及血脑、胎盘的屏障作用

　D. 体液中补体、溶菌酶、备解素、干扰素的抑菌或溶菌作用

　E. 抗体的抗感染作用

4. 以下除哪一项外，均为特异性免疫的特点

　A. 是后天获得的

　B. 可因抗原多次刺激而加强

　C. 可以遗传

　D. 有针对性

　E. 免疫活性细胞（T、B 细胞）参与

5. 非特异性免疫是

　A. 感染后机体产生的非特异性免疫力

　B. 由于感染而不断加强的免疫力

　C. 种系进化过程中形成的免疫力

　D. 胎儿从母体中获得免疫力

　E. 以上都不对

6. 吞噬细胞主要包括

　A. NK 细胞和单核-巨噬细胞

　B. 单核-巨噬细胞和中性粒细胞

　C. 中性粒细胞和树突状细胞

　D. NK 细胞和中性粒细胞

　E. 中性粒细胞和 APC

7. 巨噬细胞的免疫学功能包括

　A. 分泌特异性抗体

　B. 抗原提呈作用

　C. 介导Ⅲ型超敏反应

　D. 介导Ⅰ型超敏反应

　E. 特异性细胞毒作用

8. 具有非特异性杀伤作用的细胞是

　A. Th 细胞　　　　　B. CTL 细胞

　C. TCRαβT 细胞　　D. NK 细胞

　E. Ts 细胞

9. 既具有吞噬杀菌作用又具有抗原加工提呈作用的细胞是

　A. 中性粒细胞　　　B. 巨噬细胞

　C. 树突状细胞　　　D. B 细胞

　E. NK 细胞

10. 以下关于 NK 细胞的正确叙述是

　A. IL-3 能增强其杀菌活性

　B. 来源于骨髓的髓样细胞系

　C. 可通过 ADCC 效应杀伤靶细胞

　D. 表面具有 mIg

　E. 发挥作用具有特异性

（郭永明）

第九章　超敏反应

【知识要点】

一、超敏反应的概念及分型

1. 概念：超敏反应是指再次接受相同抗原刺激时，机体发生的一种以生理功能紊乱或组织细胞损伤为主的特异性免疫应答，亦称变态反应或过敏反应。

2. 分型：按发生的机理，将超敏反应分为四种类型，Ⅰ型超敏反应称为速发型；Ⅱ型超敏反应称为细胞溶解型或细胞毒型；Ⅲ型超敏反应称为免疫复合物型；Ⅳ型超敏反应称为迟发型。Ⅰ~Ⅲ型超敏反应由抗体介导，可经血清被动转移；Ⅳ型超敏反应由 T 细胞介导。

二、Ⅰ型超敏反应

1. 特点：

(1) 发作快，消退亦快，故又称速发型超敏反应。

(2) 常引起机体生理功能紊乱，几乎不发生严重的组织细胞损伤。

(3) 有明显的个体差异和遗传倾向，患者对某些抗原易产生 IgE 抗体，称为特应性素质个体。根据发生Ⅰ型超敏反应的速度差异，Ⅰ型超敏反应可分为速发相和迟发相。

2. 发生过程和发生机制：

(1) 参与Ⅰ型超敏反应的主要成分：

① 变应原：是指能够选择性诱导机体产生特异性 IgE 抗体的免疫应答。引起速发型变态反应的抗原物质，常见的有：

· 某些药物或化学物质，如青霉素、磺胺、有机碘化合物。

· 吸入性变应原，如花粉颗粒、尘螨排泄物、动物皮毛、昆虫毒液。

· 食物变应原，如奶、蛋、鱼虾等。

· 某些酶类物质，如枯草菌溶素。

② IgE 及其受体：

· IgE 抗体：是引起Ⅰ型超敏反应的主要因素，具有较强的亲细胞性。正常时，机体内 IgE 含量很低，发生Ⅰ型超敏反应时含量显著升高。

· IgE 受体：现已发现有两种与 IgE 结合的受体，即 FcRⅠ和 FcRⅡ。FcRⅠ为高亲和性受体，FcRⅡ为低亲和性受体。FcRⅠ在肥大细胞和嗜碱性粒细胞中呈高水平表达；FcRⅡ即 CD23 分子，分布比较广泛，可表达于 B 细胞、活化的 T 细胞、单核细胞上。

③ 肥大细胞、嗜碱粒细胞和嗜酸粒细胞：肥大细胞和嗜碱粒细胞是Ⅰ型超敏反应的效应细胞，表面表达高亲和力 Fc 受体。这类细胞活化后可释放一系列生物活性介质，如颗粒蛋白、酶类物质、PAF、LTs、组胺等，参与炎症反应。表面结合 IgE 的肥大细胞和嗜碱粒细胞称为

致敏细胞。

(2) 发生机制：

① 机体致敏：变应原进入机体后，诱生 IgE 抗体，在无抗原存在的情况下，肥大细胞和嗜碱粒细胞结合 IgE 使机体处于致敏状态的阶段。致敏阶段可维持数月或更长。

② IgE 交叉连接引发细胞活化。

③ 释放生物活性介质：致敏的肥大细胞和嗜碱粒细胞活化后释放活性介质产生生物学效应，其释放的活性介质有两类，即预先存在于颗粒内的介质和新合成的介质。这些介质的主要生物学活性为：a. 扩张小血管和增加毛细血管的通透性；b. 刺激平滑肌收缩；c. 促进黏膜腺体分泌；d. 趋化炎症细胞和促进局部炎症反应。

④ 局部或全身性 I 型超敏反应发生：释放的生物活性介质作用于效应细胞和器官，引起局部或全身的过敏反应。根据反应发生的快慢和持续时间的长短，可分为即刻/早期反应和晚期反应两种类型。

3. 常见疾病：

(1) 全身性过敏反应：

① 药物过敏性休克：最常见为青霉素引起的过敏性休克。

· 青霉素常规皮试，阳性者禁用。紧急抢救：肾上腺素。

· 初次注射也可发生的原因：a. 空气吸入青霉菌孢子；b. 注射器被青霉素污染（使用注射过青霉素的注射器）。

② 血清过敏性休克：如破伤风抗毒素（TAT）等引起的过敏性休克。常规皮试阳性者可采用脱敏疗法。

(2) 呼吸道过敏反应：

① 常见为过敏性哮喘：支气管平滑肌痉挛，气道变应性炎症。

② 过敏性鼻炎：花粉症，主要吸入植物花粉致敏，具有明显的季节性和地区性。花粉季节前进行减敏疗法常能收到较好效果。

(3) 消化道过敏反应：食入鱼、虾、蛋、乳等导致恶心、呕吐、腹痛、腹泻等。

发生机制：胃肠道 sIgA、蛋白水解酶缺乏。

(4) 皮肤过敏反应：主要有荨麻疹、湿疹、血管性水肿，多由药物性、食物性或吸入性变应原诱发。

4. 防治原则：应从两方面考虑（变应原，机体反应性），一方面尽可能找出变应原，避免与其再次接触；另一方面，阻断或干扰变态反应的某些环节，从而防止其发生发展。

(1) 检出变应原并避免与其接触：详问病史，并可通过皮肤试验及特异性 IgE 抗体的体外检测加以判断。

(2) 脱敏疗法：采用特异性变应原通过注射或其他途径多次接触患者，以提高机体对致敏原的耐受能力，从而达到患者接触较大剂量变应原也不发生临床症状的治疗方法。

① 异种免疫血清脱敏疗法：注射脱敏，少量多次短间隔注射抗毒素，消耗 IgE。该法仅能暂时维持疗效，一定时期后将恢复致敏状态。

② 特异性变应原减敏疗法：改变抗原接种途径，产生大量的 IgG，使变应原与 IgG 结合，从而阻断变应原与 IgE 的结合，降低 IgE 抗体应答。

(3) 药物治疗：

① 抑制生物活性物质的合成：阿司匹林。

② 抑制介质释放：色甘酸钠、肾上腺素、异丙肾上腺素、氨茶碱。

③ 拮抗生物活性介质：苯海拉明、扑尔敏、息斯敏、乙酰水杨酸。

④ 改善器官反应：葡萄糖酸钙、Vitc、糖皮质激素。

(4) 免疫新疗法：① 细胞因子及其拮抗剂；② 人源化抗 IgE 单抗；③ DNA 疫苗。

三、Ⅱ型超敏反应

1. 概念：

Ⅱ型超敏反应是由 IgG 或 IgM 类抗体与靶细胞表面相应抗原结合后，在补体、吞噬细胞和 NK 细胞参与下，引起的以细胞溶解或组织损伤为主的病理性免疫反应，故又称为细胞溶解型或细胞毒型变态反应。其特点是发作较快，抗体主要为 IgG 或 IgM，有补体、吞噬细胞和 NK 细胞参与。

2. 发生机制：

(1) 靶细胞及其表面抗原：引起Ⅱ型超敏反应的抗原主要有以下几类。

① 同种异型抗原：例如 ABO 血型抗原和 HLA 抗原。

② 异嗜性抗原。

③ 感染或理化因素导致改变的自身抗原。

④ 结合在自身组织细胞表面的药物抗原表位或抗原-抗体复合物。

(2) 抗体、补体和效应细胞的作用：Ag 主要诱发 IgM、IgG 类 Ab，它结合于细胞膜上的 Ag，通过下列途径导致靶细胞损伤或功能障碍：

① 激活补体溶解细胞。

② 促进吞噬细胞吞噬。

③ ADCC 作用：NK、Mφ 等参与。

④ 刺激或阻断靶细胞受体功能，使靶细胞功能亢进或降低。

3. 常见疾病：

(1) 输血反应：一般发生在 ABO 血型不符的输血。

(2) 新生儿溶血症：① 母胎 Rh 血型不符；② 母胎 ABO 血型不符。

(3) 自身免疫性溶血性贫血。

(4) 药物过敏性血细胞减少症。

(5) 甲状腺功能亢进。

四、Ⅲ型超敏反应

1. 概念：

中等大小可溶性免疫复合物沉积于局部或全身毛细血管基底膜，通过激活补体并在血小板、嗜碱性/中性粒细胞参与下，引起以充血水肿、局部坏死和中性粒细胞浸润为主要特征的炎症反应和组织损伤。

2. 发生机制：

(1) 中等大小可溶性免疫复合物的形成与沉积：

① 与Ⅲ型超敏反应有关的抗原可分为两类：a.内源性抗原，包括变性DNA、核抗原、肿瘤抗原等；b.外源性抗原，包括病原微生物抗原、异种血清以及药物半抗原与组织蛋白质结合形成的全抗原等。这些抗原主要诱导产生IgG、IgM或IgA类抗体，再遇相应抗原时结合形成IC。

② 免疫复合物沉积的条件：血管通透性增加；血管内高压及形成涡流。

(2) IC沉积引起的组织损伤：在上述某些易造成IC沉积的条件下，IC沉积或镶嵌于血管基底膜，此乃造成血管基底膜炎症和组织损伤的始动因素。

① 补体的作用：产生过敏毒素和趋化因子等。趋化至局部的肥大细胞、嗜碱粒细胞释放活性介质。上述介质和过敏毒素共同导致局部血管通透性增高，引起渗出和局部水肿。

② 中性粒细胞的作用：中性粒细胞趋化至局部，在吞噬IC时释放毒性氧化物和溶酶体酶，损伤邻近组织。单核/巨噬细胞浸润主要参与IC引起的慢性组织损伤。

③ 血小板和嗜碱性粒细胞的作用：局部聚集和激活的血小板及嗜碱性粒细胞可释放血管活性胺类物质，导致血管扩张、通透性增加，加剧局部渗出和水肿，并激活凝血机制，形成微血栓，引起局部缺血、出血和组织坏死。

3. 常见疾病：

(1) 局部免疫复合物病：

① Arthus反应：经皮下给家兔反复注射马血清，数周后，再次注射马血清，在注射的局部出现红肿、出血和坏死等剧烈的炎症反应，这种现象被称为Arthus反应。

发生机制：所注射的抗原与已生成的抗体形成了免疫复合物，这些复合物沉积在注射部位的小动脉壁上，引起血管炎。

② 类Arthus反应：可因多次注射胰岛素、抗毒素、血清、狂犬疫苗或一些药物出现注射部位类似Arthurs反应。

③ 农民肺：因吸入植物、动物性蛋白、放线菌和真菌孢子，引起过敏性肺泡炎（或称为农民肺）。

(2) 全身性免疫复合物病：

① 血清病：初次注射大剂量异种抗毒素血清7～14天后，人体可出现体温升高、全身荨麻疹、淋巴结肿大、关节疼痛等表现，这种疾病被称为血清病（或称初次注射血清病）。

发生机制：a.产生的特异性抗体和未完全排除的异种血清在血液中形成中等大小的免疫复合物，这种免疫复合物沉积在身体的许多部位引起了炎症性损伤；b.大剂量使用青霉素、磺胺药等也可出现血清病样反应。

② 系统性红斑狼疮。

③ 链球菌感染后肾小球肾炎：可在链球菌感染后2～3周发生。其机制多属Ⅲ型超敏反应，即体内产生的抗链球菌抗体与血液中的链球菌裂解产物形成免疫复合物，此复合物可沉积在肾小球基底膜引起炎症性损伤。免疫复合物性肾小球肾炎也可由葡萄球菌、肺炎球菌、病毒、疟原虫的感染引起。

④ 类风湿性关节炎：在这类患者的关节滑膜上沉积有由变性自身IgG和抗变性自身IgG的抗体（主要是IgM）组成的免疫复合物。这种免疫复合物的沉积是进行性关节炎的诱发因素。抗变性自身IgG的IgM在临床上被称为类风湿因子（RF）。

五、Ⅳ型超敏反应

1. 发生机制：

(1) 抗原与相关致敏细胞：① 抗原主要有胞内寄生菌、病毒、寄生虫和化学物质；② 致敏细胞有 CD4$^+$Th1 细胞、CD8$^+$CTL 细胞等。

(2) T 细胞介导炎症反应和组织损伤：抗原刺激后，经 APC 处理提呈，T 细胞活化、增殖，产生特异性致敏淋巴细胞，机体形成致敏状态。致敏淋巴细胞包括 CD4$^+$（T$_{DTH}$）和 CD8$^+$（CTL）两个亚群，但再次接触相同的变应原时，通过识别 APC 或靶细胞表面抗原肽-MHC Ⅱ 或 Ⅰ 类分子复合物而被活化，并发生反应。

① Th1 细胞介导的炎症反应和组织损伤：CD4$^+$Th1 效应细胞释放趋化因子、IFN-γ、TNF-β、IL-2 等细胞因子，产生以单核细胞和淋巴细胞浸润为主的免疫损伤效应。趋化因子招募单核巨噬细胞聚集在抗原存在的部位。IFN-γ 激活单核巨噬细胞，使之释放溶酶体等炎性介质引起组织的损伤。TNFβ 刺激巨噬细胞产生 TNFα，TNFα 对局部的细胞产生细胞毒作用。在抗原被清除后，DTH 能自行消退。若抗原持续存在，可致单核/巨噬细胞呈慢性活化状态，局部组织出现纤维化和肉芽肿。

② CTL 介导的细胞毒作用：CD8$^+$ 效应性 CTL 在识别抗原性物质后，通过释放穿孔素和颗粒酶等介质导致靶细胞的破坏；也通过 Fas 配体诱导靶细胞的凋亡。

2. 常见疾病：

(1) 传染性迟发型超敏反应：机体对胞内感染的病原体（如胞内寄生菌、病毒、某些寄生虫和真菌等）主要产生细胞免疫应答。但在清除病原体或阻止病原体扩散的同时，可因产生 DTH 而致组织炎症损伤。

(2) 接触性皮炎：某些个体接触油漆、染料、化妆品、农药、药物或某些化学物质，可发生接触性皮炎。

(3) 移植排斥反应。

【课前预习】

一、基础复习

1. 抗原的概念。
2. 抗体的类型。
3. 补体的概念、功能。
4. 血管、平滑肌、腺体的生理。
5. 血型的相关知识。

二、预习目标

1. 表面具有 IgE Fc 受体的细胞有_____和_____。

2. 超敏反应是一种引起机体_____或_____的免疫应答。

3. 临床常见的 Ⅰ 型超敏反应性疾病有_____、_____、_____、_____。

4. 临床上给患者错输异型血，可发生_____，其发生机制为_____型超敏反应。

【课后巩固】

一、名词解释

超敏反应　过敏原　类风湿因子（RF）　脱敏疗法

二、填空题

1. 青霉素的降解产物属于一种_____，与人体组织蛋白结合可获得性_____。

2. Ⅱ型超敏反应又称为_____或_____超敏反应。

3. 补体不参与_____型和_____型超敏反应。

4. 抗 ABO 血型物质的天然抗体属于_____类 Ig，抗 Rh 血型物质的抗体属于_____类。

5. Ⅲ型超敏反应又称为_____或_____超敏反应。

6. Ⅰ、Ⅱ、Ⅲ型超敏反应由_____介导，可由_____被动转移。

7. Ⅳ型超敏反应由_____介导，可由_____被动转移。

8. 表面具有 Fc ε R I 的细胞主要有_____和_____。

9. 为预防 Rh 血型不符引起的新生儿溶血症，通常可于分娩后_____小时内给母体注射 Rh 抗体。

10. 血清病属于_____型超敏反应，血清过敏性休克属于_____型超敏反应。

11. 在注射_____时，如果遇到皮肤反应阳性但又必须使用者，可采用小剂量、短间隔、多次注射的方法，称为_____。

12. 超敏反应是一种以机体_____或_____的异常适应性免疫应答。

13. Ⅰ型超敏反应主要由_____介导产生，可发生于_____。

14. 参与Ⅱ型超敏反应的 Ab 主要是_____和_____类 Ab。

15. 诱发超敏反应的 Ag 称为_____，可以是_____也可以是_____。

【综合练习】

A1 型题

1. 不能引起Ⅰ型超敏反应的抗原是
   A．花粉　　　　　　B．螨
   C．同种异型抗原　　D．真菌
   E．青霉素

2. 当患者需要注射抗毒素，而又对其过敏时，可采取的治疗措施是
   A．脱敏注射
   B．减敏疗法
   C．先小量注射类毒素再大量注射抗毒素

   D．同时注射类毒素和足量抗毒素
   E．先服用抗过敏药物，再注射抗毒素

3. 属于Ⅰ型超敏反应的疾病是
   A．过敏性休克样反应
   B．新生儿溶血症
   C．系统性红斑狼疮
   D．过敏性休克
   E．传染性变态反应

4. 不属于Ⅲ型超敏反应的疾病是

A．类风湿性关节炎

B．血小板减少性紫癜

C．血清病

D．全身性红斑狼疮

E．免疫复合物性肾小球肾炎

5. 属于Ⅱ型超敏反应的疾病是

A．Arthus 反应　　B．格雷夫斯病

C．花粉症　　D．接触性皮炎

E．血清病

6. 属于Ⅳ型超敏反应的疾病是

A．新生儿溶血症

B．支气管哮喘

C．血清病

D．青霉素过敏性休克

E．接触性皮炎

7. 与类风湿因子特异性结合的是

A．自身 IgG 分子

B．自身 IgM 分子

C．自身变性的 IgE 分子

D．自身变性的 IgM 分子

E．自身变性的 IgG 分子

8. Ⅰ型超敏反应不具有的特点是

A．有明显的个体差异和遗传倾向

B．无补体参与

C．特异性 IgE 参与

D．发生和消退迅速

E．免疫病理作用以细胞破坏为主

9. 使支气管平滑肌发生持久而强烈收缩的是

A．激肽原酶　　B．前列腺素

C．白三烯　　D．血小板活化因子

E．组织胺

10. 在Ⅰ型超敏反应中发挥重要作用的抗体是

A．IgG　　B．IgA

C．IgM　　D．IgE

E．IgD

11. 属于Ⅰ型超敏反应的疾病是

A．药物性血小板减少症

B．接触性皮炎

C．支气管哮喘

D．血清病

E．过敏性休克样反应

12. 抗体参与的超敏反应包括

A．Ⅰ型超敏反应

B．Ⅰ、Ⅱ型超敏反应

C．Ⅰ、Ⅱ、Ⅲ型超敏反应

D．Ⅳ型超敏反应

E．Ⅰ、Ⅳ型超敏反应

13. 与Ⅱ型超敏反应无关的成分是

A．NK 细胞　　B．吞噬细胞

C．补体　　D．肥大细胞

E．中性粒细胞

14. 与抗体或补体无关的超敏反应性疾病是

A．过敏性休克

B．过敏性休克样反应

C．传染性超敏反应

D．Arthus 反应

E．支气管哮喘

15. 属于Ⅲ型超敏反应的疾病是

A．支气管哮喘　　B．过敏性鼻炎

C．肺-肾综合征　　D．过敏性休克

E．血清病

16. 新生儿溶血症可能发生于

A．Rh(＋)母亲首次妊娠,胎儿血型为 Rh(＋)

B．Rh(＋)母亲再次妊娠,胎儿血型为 Rh(＋)

C．Rh(－)母亲再次妊娠,胎儿血型为 Rh(＋)

D．Rh(－)母亲再次妊娠,胎儿血型为 Rh(－)

E．Rh(－)母亲首次妊娠,胎儿血型为 Rh(－)

17. 可经细胞被动转移的超敏反应类型为

A．Ⅰ型超敏反应

B．Ⅱ型超敏反应

C．Ⅲ型超敏反应

D．Ⅳ型超敏反应

E．Ⅱ、Ⅳ型超敏反应

18. 能使胎儿或新生儿 Rh(+)红细胞发生溶解破坏的抗体是

A．免疫抗体 IgM

B．免疫抗体 IgG

C．亲细胞性 IgE 抗体

D．天然 IgM

E．天然 IgG

19. Ⅲ型超敏反应的始动因素是

　　A．碱性粒细胞浸润

　　B．致敏淋巴细胞浸润

　　C．免疫复合物在血管内皮细胞上沉积

　　D．免疫复合物凝集活化血小板

　　E．NK 细胞浸润

20. 介导Ⅰ型超敏反应的生物活性物质主要是
由下列哪一种细胞释放

　　A．巨噬细胞　　　　B．单核细胞

　　C．肥大细胞　　　　D．B 细胞

　　E．中性粒细胞

21. 介导Ⅰ型超敏反应晚期相的主要介质是

　　A．组胺　　　　　　B．白三烯（LTs）

　　C．肝素　　　　　　D．腺苷酸环化酶

　　E．前列腺素

22. Ⅰ型超敏反应可通过下列哪一种成分被动
转移

　　A．致敏淋巴细胞

　　B．患者的血清

　　C．特异性转移因子

　　D．生物活性介质

　　E．特异性 IgE 形成细胞

23. 关于Ⅳ型超敏反应，下列哪一种是正确的

　　A．以中性粒细胞浸润为主的炎症

　　B．抗原注入后 4 h 达到反应高峰

　　C．补体参与炎症的发生

　　D．能通过血清 Ig 被动转移

　　E．以单核细胞浸润为主的炎症

24. 下列哪一种属于Ⅳ型超敏反应的机制

　　A．过敏性休克

　　B．血清病

　　C．类风湿关节炎

　　D．结核菌素皮肤试验阳性

　　E．系统性红斑狼疮

25. Ⅳ型超敏反应可经过下列哪一种成分被动
转移

　　A．巨噬细胞

B．致敏淋巴细胞

C．血清 Ig

D．细胞因子

E．嗜碱性粒细胞

26. 预防 Rh 血型不符的新生儿溶血症的方法是

　　A．用抗 Rh 血清给新生儿进行人工被
动免疫

　　B．给胎儿输入母亲的红细胞

　　C．用过量的抗原中和母亲的抗 Rh 球蛋白

　　D．用免疫抑制剂抑制母亲产生抗 Rh 抗体

　　E．分娩 72 h 内给产妇注射抗 Rh 免疫血清

27. 脱敏治疗可用于

　　A．冷空气过敏　　　B．食物过敏

　　C．血清病　　　　　D．接触性皮炎

　　E．血清过敏性休克

28. Ⅱ型超敏反应的发生机制是

　　A．Mφ 直接吞噬靶细胞

　　B．CTL 特异性杀伤靶细胞

　　C．补体依赖的细胞毒作用

　　D．中性粒细胞释放溶酶体酶

　　E．嗜酸性粒细胞介导的 ADCC

29. 青霉素可以引起哪些类型的超敏反应

　　A．Ⅰ、Ⅱ型超敏反应

　　B．Ⅰ、Ⅱ、Ⅲ型超敏反应

　　C．Ⅱ、Ⅳ型超敏反应

　　D．Ⅰ、Ⅱ、Ⅲ、Ⅳ型超敏反应

　　E．Ⅰ、Ⅱ、Ⅳ型超敏反应

30. 下列哪种因素出现时可能发生血清病

　　A．存在抗肾小球基底膜抗体

　　B．大量 IgE 产生

　　C．补体水平升高

　　D．中等大小可溶性免疫复合物形成

　　E．巨噬细胞功能亢进

31. 引起 Arthus 反应的主要原因是

　　A．Th1 释放的淋巴因子的作用

　　B．单个核细胞浸润引起的炎症

　　C．肥大细胞脱颗粒

　　D．IgE 抗体大量产生

　　E．IC 引起的补体活化

32. 下列哪一种因素与免疫复合物性疾病发病
无关
A．大量淋巴细胞局部浸润
B．免疫复合物在血管壁沉积
C．激活补体产生大量 C3a、C5a
D．大量 IC 形成
E．血管活性物质的释放

33. 能使胎儿 Rh(+)红细胞发生溶解破坏的抗
体是
A．IgM　　　　　B．IgA
C．IgD　　　　　D．IgG
E．IgE

34. 下列哪一种物质与Ⅲ型超敏反应的炎症无关
A．蛋白水解酶
B．弹性纤维酶
C．IL-4
D．胶原酶
E．血管活性胺类物质

35. 一般不引起迟发型超敏反应的物质是
A．豕草花粉
B．油漆
C．化妆品
D．青霉素
E．结核菌素

36. 下列哪一种物质与Ⅰ型超敏反应无关
A．组胺　　　　　B．备解素
C．激肽　　　　　D．白三烯

E．前列腺素

37. 关于Ⅰ型超敏反应皮肤实验，下列哪一项
是错误的
A．一般在 15 ~ 20 min 观察结果
B．局部皮肤出现红晕，风团直径>1 cm，
皮试为阳性
C．受试者前臂内侧皮内注射
D．可检测到引起Ⅰ型超敏反应的变应原
E．可有单个核细胞

38. 与补体无关的超敏反应性疾病是
A．自身免疫性溶血性贫血
B．新生儿溶血
C．链球菌感染后肾小球肾炎
D．甲状腺功能亢进
E．血小板减少性紫癜

39. 以下与免疫复合物型超敏反应发病无关的
因素是
A．血管活性物质的释放
B．沉积的 IC 激活补体
C．吞噬细胞释放过敏毒素
D．中等大小循环 IC 的形成
E．可通过攻膜复合物加重组织损伤

40. 不参与Ⅳ型超敏反应的成分是
A．T 细胞　　　　　B．巨噬细胞
C．淋巴细胞　　　　D．单核细胞
E．补体

A2 型题

1. 患者，男，30 岁，近两年来常发生呼气性
呼吸困难，春季发作较多，且对花粉敏感，
严重时不能平卧呼吸，听诊双肺有干性啰
音，发作停止后啰音完全消失。注射肾上
腺素可缓解症状。发作期间查血清 IgE 水
平升高，其原因最可能是
A．外源性支气管哮喘
B．内源性支气管哮喘
C．支气管扩张

D．大叶性肺炎
E．慢性支气管炎

2. 患者，女，18 岁，因发热、咳嗽来院就诊。
经医生检查后，诊断为感冒、急性支气管炎，
给予抗感冒药和青霉素治疗。但该患者青霉
素皮试为阳性，你认为应该如何处理
A．青霉素脱敏注射
B．减敏注射
C．换用其他抗生素

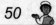

D. 继续使用青霉素

E. 以上都不是

3. 患者，男，19 岁，因治疗需要注射大量破伤风抗毒素后 10 天，出现疲乏、头痛、肌肉、关节痛。实验室检查尿蛋白阳性，血清中免疫球蛋白水平正常，补体（C3）含量下降。你认为产生此临床表现的最可能原因是

A. 由破伤风抗毒素与外毒素结合形成免疫复合物沉积引起

B. 由破伤风外毒素引起的过敏反应

C. 由抗毒素血清蛋白与相应抗体结合形成的免疫复合物沉积引起

D. 由破伤风抗毒素引起的迟发型超敏反应

E. 以上都不对

4. 患者，女，29 岁，分娩产下的婴儿发生新生儿溶血症，经检查发现婴儿血型为 Rh(+)，孕妇为 Rh(-)，关于该病下述说法不正确的是

A. 该孕妇可能为经产妇

B. 引起新生儿溶血的抗体为新生儿自己产生的 IgG 抗体

C. 引起新生儿溶血的抗体为来自母体的 IgG 抗体

D. 分娩后 72 h 内给母体注射抗 Rh(+) 血清，可预防该病的发生

E. 补体参与该病的发病机制

（陈林果）

第十章　　免疫学应用

第一节　　免疫学诊断

【知识要点】

一、体液免疫（抗原或抗体）的检测
1. 原理：抗体分子的 CDR 与相应抗原决定基互补结合，具有高度特异性。
2. 方法：① 凝集反应；② 沉淀反应；③ 免疫标记技术。

二、细胞免疫检测
1. T 细胞增殖试验：① 3H-TdR 掺入法；② MTT 法。
2. 细胞毒试验。

【课前预习】

一、基础复习
1. 抗原抗体的反应特点。
2. T 细胞的种类、功能。

二、预习目标
1. 抗原抗体反应的基本类型有＿＿＿＿＿＿＿、＿＿＿＿＿＿＿、＿＿＿＿＿＿＿等。
2. 免疫标记技术常用的方法有＿＿＿＿＿＿＿＿＿＿＿、＿＿＿＿＿＿＿＿＿＿＿、
＿＿＿＿＿＿＿、＿＿＿＿＿＿＿＿＿。

【课后巩固】

填空题
1. 抗原抗体反应的最大特点是＿＿＿＿＿＿＿＿＿＿＿＿＿＿＿＿＿＿＿＿＿＿＿＿。
2. 颗粒性抗原与相应抗体结合后，可以发生＿＿＿＿＿＿＿反应；可溶性抗原与相应抗体结合后，在比例合适的情况下，可以发生＿＿＿＿＿＿＿反应。

【综合练习】

A1 型题

1. 抗原–抗体反应所不具有的特征是
   A．分子表面的可逆结合
   B．具有高度特异性
   C．出现肉眼可见的反应需要适当的比例
   D．二者结合后，立即出现可见反应
   E．二者反应受电解质、酸碱度和浓度影响

2. 检测可溶性抗原不能用
   A．ELISA
   B．单向琼脂扩散
   C．直接凝集反应
   D．反向间接凝集反应
   E．协同凝集试验

3. 不属于抗原–抗体反应的是
   A．ELISA
   B．锡克试验
   C．抗球蛋白试验
   D．放射免疫分析法
   E．E 花环试验

4. 乳胶妊娠诊断试验属于
   A．协同凝集反应
   B．反向间接凝集反应
   C．直接凝集反应
   D．间接凝集反应
   E．间接凝集抑制反应

5. 下列免疫学测定方法敏感性最高的是
   A．沉淀反应
   B．凝集反应
   C．ELISA
   D．放射免疫测定
   E．补体结合试验

6. 抗原–抗体反应最适宜的 pH 为
   A．2.5～4.5
   B．4.5～5
   C．5～6
   D．6～8
   E．8～9

7. 诊断 DTH 的皮肤试验，在前臂内注射少量可溶性抗原后，观察时间为
   A．10 min
   B．30 min
   C．6 h
   D．12 h
   E．72 h

8. T 淋巴细胞能形成 E 花环是因为其细胞膜上具有
   A．CD2
   B．CD3
   C．CD4
   D．CD8
   E．CD28

9. 能与 SRBC 形成 E 花环的细胞是
   A．T 细胞
   B．B 细胞
   C．NK 细胞
   D．中性粒细胞
   E．巨噬细胞

10. 不能刺激 T 细胞增殖分化的物质是
    A．结核杆菌纯蛋白衍生物（PPD）
    B．刀豆蛋白 A（Con A）
    C．植物血凝素（PHA）
    D．细菌的脂多糖（LPS）
    E．美洲商陆（PWM）

11. 用于检测细胞免疫功能的皮肤试验是
    A．青霉素皮试
    B．锡克试验
    C．结核菌素试验
    D．破伤风抗毒素皮试
    E．白喉抗毒素皮试

（钟馨）

第二节 免疫学防治

【知识要点】

一、免疫学预防

1. 人工免疫：用人工方法将抗原（疫苗、类毒素等）或抗体（免疫血清、丙种球蛋白等）制成制剂（生物制品）接种于人体，使其获得特异性免疫力，以达到防治某些疾病的目的。

2. 分类：

(1) 人工自动免疫：将抗原接种于人体，刺激机体免疫系统产生特异性免疫力。

(2) 人工被动免疫：将抗体等免疫分子输入人体，使机体被动获得相应的免疫力。

3. 人工自动免疫、人工被动免疫的特点比较：见表 10-1。

表 10-1 人工自动免疫与人工被动免疫的比较

项 目	人工自动免疫	人工被动免疫
接种物质	抗原	抗体
产生免疫力 时 间	慢，2~3 周	快，输入即生效
免疫力维持 时 间	长，数月至数年	短，2~3 周
主要用途	预防	治疗和紧急预防

4. 人工自动免疫常用的生物制剂：

(1) 死疫苗：通过物理或化学方法将病原微生物杀死而制备的制剂，又称灭活疫苗。如霍乱疫苗、狂犬病疫苗、流行性乙型脑炎疫苗等。

(2) 活疫苗：用人工变异或直接从自然界筛选出来的毒力高度减弱或基本无毒的活病原微生物制成的试剂，又称减毒活疫苗。如卡介苗（BCG）、牛痘等。

死疫苗与活疫苗的比较：见表 10-2。

表 10-2 死疫苗和活疫苗的比较

项 目	死 疫 苗	活 疫 苗
制剂特点	杀死的标准菌株	活的弱毒或无毒菌株
接种剂量	量较多	量较少
接种次数	2~3 次	一般 1 次
接种后反应	反应较大	反应较小
保存及有效期	易保存，1 年	不易保存，4 ℃数周
免疫效果	较差，维持数月	较好，维持 3~5 年

(3) 类毒素：将细菌外毒素经甲醛处理，使其毒性消失而保留抗原性。如破伤风类毒素、白喉类毒素等。

(4) 新型疫苗：借助现代生物医学技术而制备出的高效、安全、廉价的疫苗，包括亚单位疫苗、合成疫苗、基因工程疫苗、细胞因子基因工程疫苗、抗独特型疫苗等。

5. 人工自动免疫的接种方法：

(1) 接种对象：凡是免疫防御能力差、与某些病原生物接触机会多、疾病及并发症危害大、流行地区易感者均应进行免疫接种。

(2) 接种剂量、次数和间隔时间：免疫接种的剂量、次数和间隔时间必须按照生物制品的使用规定进行。

(3) 接种途径：① 死疫苗多皮下注射；② 活疫苗可皮内注射、皮上划痕和自然感染途径接种；③ 脊髓灰质炎疫苗以口服为佳；④ 麻疹、流感、腮腺炎疫苗雾化吸入为好。

(4) 接种后反应：① 预防接种后，有时会发生不同程度的局部或全身的反应，局部表现为红肿、疼痛、淋巴结肿大；② 全身反应有发热、头痛、恶心等。

(5) 禁忌证：凡是高热、严重心血管疾病、急性传染病、恶性肿瘤、肾病、活动性结核、活动性风湿病、甲亢、糖尿病和免疫缺陷病等患者，均不宜接种疫苗，以免引起病情恶化。孕妇应暂缓接种以防止流产或早产。

6. 疫苗的应用：① 抗感染；② 抗肿瘤；③ 免疫避孕；④ 防止免疫病理损伤。

7. 计划免疫：是指根据特定传染病的疫情监测和人群免疫状态分析，有计划地进行人群预防接种，以提高人群免疫水平，达到控制、减少最终消灭传染病的措施。

我国主要是对儿童进行计划免疫。接种的疫苗是"四苗"，即卡介苗、百日咳-白喉-破伤风三联疫苗、三价脊髓质炎疫苗和麻疹疫苗，以预防"六病"，即结核病、百日咳、白喉、破伤风、脊髓灰质炎、麻疹。

二、免疫学治疗

1. 免疫增强剂：是增强、促进调节机体免疫功能的生物或非生物制剂。

(1) 化学制剂：如左旋咪唑，可刺激吞噬细胞的吞噬功能，促进 T 细胞产生 IL-2 等细胞因子，增强 NK 细胞的活性等。

(2) 细菌及其代谢产物：如 BCG、短小棒状杆菌。

① BCG 为牛型结核杆菌的减毒活疫苗。

· 原理：活化巨噬细胞；促进 IL-1、IL-2、IL4、TNF 等多种细胞因子的产生；增强 NK 细胞和 K 细胞的活性。

· 用途：治疗多种肿瘤。

② 短小棒状杆菌。

· 原理：活化巨噬细胞；促进 IL-1、IL-2、IL4、TNF 等多种细胞因子的产生。

· 用途：治疗肿瘤。

(3) 细胞因子制剂：如 IL-2、IFN、TNF。IL-2 与免疫活性细胞的 IL-2 受体结合，促进其分化和增殖，活化 NK 细胞发挥抗肿瘤效应。

① IFN：抗病毒、免疫调节、抗肿瘤。

② TNF：生物活性广泛。

(4) 多糖类制剂：如茯苓多糖、人参多糖等。

· 原理：增加抗体产生、促进 IL-2 等细胞因子分泌等功能。

2. 免疫抑制剂：是抑制机体免疫功能的生物或非生物制剂。

(1) 抗生素类：

① 环孢素 A：选择性抑制 Th 细胞，抗器官移植排斥、治疗自身免疫病。

② FK-506：选择性抑制 T 细胞，与环孢素 A 合用有明显的协同作用，用于抗器官移植排斥。

(2) 烷化剂：如环磷酰胺等，主要用于器官移植、自身免疫病的治疗。

· 原理：破坏 DNA 结构，从而阻断其复制，杀死增殖的 T、B 细胞，抑制免疫应答。

(3) 激素类：如糖皮质激素等。

· 原理：抑制巨噬细胞、中性粒细胞及 T、B 细胞。

· 用途：用于抗炎、治疗超敏反应、器官移植。

(4) 中药：如雷公藤多甙。

· 原理：抑制细胞和体液免疫。

· 用途：用于器官移植、自身免疫病的治疗。

(5) 单克隆抗体制剂：

① 抗 CD4 单抗：与 CD4⁺T 细胞结合，阻断 CD4 分子与 MHC Ⅱ类分子反应，激活补体，细胞毒效应杀死 CD4⁺T 细胞。用途：用于抗器官移植排斥、治疗自身免疫病。

② 抗 IL 抗体：拮抗相应 IL 的作用。

3. 免疫重建：通过骨髓干细胞移植、胸腺移植。用于治疗原发性和继发性免疫缺陷，使免疫功能得到全部或部分恢复。

4. 生物应答调节剂（BRM）：主要指免疫系统的成分和免疫应答产物，它们从器官到基因种类很多，组成了一个大的新型药物系统，在多种疾病的免疫治疗上起着重要作用。例如：① 造血干细胞与胸腺；② 单抗与导向药物；③ 细胞因子及其活化的免疫细胞；④ 肿瘤疫苗；⑤ 肿瘤基因治疗。

【课前预习】

一、基础复习

1. 免疫应答的概念和特点。

2. 抗原-抗体反应的特点。

二、预习目标

1. 特异性免疫的获得方式有_____和_____两种。

2. 人工免疫是指人为地使机体获得特异性免疫，包括_____和_____。

【课后巩固】

填空题

1. 治疗性抗体主要包括_____、_____和_____。

2. 免疫治疗根据其治疗效果可分为_____疗法和_____疗法。

3. 人工自动免疫是将_____接种于人体，刺激机体免疫系统产生特异性免疫力。

4. 人工被动免疫是将_____等免疫分子输入人体，使机体被动获得相应的免疫力。

5. 人工自动免疫的主要用途是_____，

人工被动免疫的主要用途是_____。

【综合练习】

A1 型题

1. 下列哪项属于人工主动免疫

A. 接种卡介苗预防结核

B. 注射免疫核糖核酸治疗恶性肿瘤

C. 静脉注射 LAK 细胞治疗肿瘤

D. 注射丙种球蛋白预防麻疹

E. 骨髓移植治疗白血病

2. 隐性感染后获得的免疫属于

A. 人工被动免疫　　B. 人工自动免疫

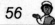

C．自然自动免疫　　D．自然被动免疫

E．过继免疫

3. 胎儿从母体获得 IgG 属于

　A．人工被动免疫　　B．人工自动免疫

　C．自然自动免疫　　D．自然被动免疫

　E．过继免疫

4. 下列情况属于自然被动免疫的是

　A．天然血型抗体的产生

　B．通过注射类毒素获得的免疫

　C．通过注射抗毒素获得的免疫

　D．通过隐性感染获得的免疫

　E．通过胎盘、初乳获得的免疫

5. 下列哪项属于免疫增强剂

　A．环孢霉素 A　　B．环磷酰胺

　C．皮质激素　　　D．硫唑嘌呤

　E．左旋咪唑

6. 下列哪项属于免疫抑制剂

　A．左旋咪唑　　　B．卡介苗

　C．西咪替丁　　　D．烷化剂

　E．短小棒状杆菌

7. 下列哪项不是人工被动免疫的生物制品

　A．抗毒素　　　　B．丙种球蛋白

　C．转移因子　　　D．胸腺素

　E．类毒素

8. 下列哪项不能获得特异性免疫

　A．健康携带者　　B．初乳喂养

　C．传染病后　　　D．注射丙种球蛋白

　E．注射佐剂

9. 使用生物制剂可能发生的异常反应有

　A．局部红肿　　　B．淋巴结肿大

　C．短时间发热　　D．超敏反应

　E．以上都可能

10. 下列组合哪一项是错误的

　A．结核—BCG—预防

　B．链球菌—类毒素—治疗

　C．麻疹—活疫苗—预防

　D．破伤风—抗毒素—治疗

　E．白喉—类毒素—预防

11. 下列哪种是死疫苗

　A．BCG　　　　　B．腮腺炎疫苗

　C．脊髓灰质炎疫苗　D．麻疹疫苗

E．百日咳疫苗

12. 注射人体免疫球蛋白制剂主要用于以下病毒性疾病的预防，但不包括

　A．甲型肝炎　　　B．丙型肝炎

　C．麻疹　　　　　D．幼儿急疹

　E．脊髓灰质炎

13. 需要人工被动免疫紧急预防的情况是

　A．外伤后深而窄的伤口并伴泥土污染

　B．探视肺结核病患者后

　C．外科手术前

　D．发生食物中毒后

　E．狂犬病患者

14. 下列几种结论中正确的是

　A．隐性感染后获得的免疫称为自然自动免疫

　B．IgG 或 sIgA 抗体能使机体产生自然被动免疫

　C．注入抗毒素后产生的免疫为人工自动免疫

　D．接种疫苗后产生的免疫称为人工被动免疫

　E．通过胎盘获得的免疫称为自然自动免疫

15. 关于抗毒素使用，不正确的是

　A．可能发生过敏反应，故用药前应做过敏试验

　B．治疗时要早期足量使用

　C．因抗毒素可以中和外毒素，从而提高机体特异性抗病能力，故可作为免疫增强剂，多次给儿童注射

　D．对抗毒素过敏的机体，若必须应用时可采取脱敏疗法

　E．因抗毒素多是用马的血清制备的，故在人体内存留时间较短，只能用于紧急预防或治疗

16. 下列疾病中可用抗毒素进行紧急预防或特异性治疗的是

　A．破伤风　　　　B．气性坏疽

　C．白喉　　　　　D．肉毒中毒

　E．以上均可

17. 患传染病后获得的免疫称为

　A．人工主动免疫　B．天然主动免疫

　C．人工被动免疫　D．天然被动免疫

　E．自身自动免疫

（郭永明）

第二篇

医学微生物学

第二篇

习题与思考题

第十一章　　微生物概述

【知识要点】

一、微生物的概念及种类

1. 微生物的概念：存在自然界、体积微小、结构简单，肉眼不能直接看见，必须借助光学显微镜或电子显微镜放大才能观察。

2. 微生物的种类：根据结构和化学组成不同分为三型。

(1) 非细胞型微生物：是最小的一类微生物，能通过滤菌器，没有完整的细胞结构，缺乏产生能量的酶系统，只能在活的易感细胞内增殖，如病毒。

(2) 原核细胞型微生物：仅有原始核，无核膜和核仁，缺乏完整的细胞器，如细菌、支原体、立克次体、衣原体、螺旋体和放线菌等。

(3) 真核细胞型微生物：细胞核分化程度较高，有核膜、核仁和染色体，胞质内有完整的细胞器，如真菌。

二、微生物的特点

体积微小、结构简单、代谢旺盛、繁殖迅速、种类繁多、分布广泛、易于变异。

三、微生物与人类的关系

1. 多数微生物对人类是有益的、必需的。

2. 病原微生物：指少数具有致病性的微生物。

3. 人畜共患病原微生物：指对人和动物都致病的微生物。

【课前预习】

一、基础复习

1. 细胞的形态与结构。

2. 生物的分类。

二、预习目标

1. 微生物包括八大类："一毒"是指_____；"三菌"是指_____、_____、_____；"四体"是指_____、_____、_____，_____。

2. 微生物的特点是：_____、_____、_____、_____、_____、_____、_____。

【课后巩固】

一、名词解释

微生物　病原微生物

二、填空题

1. 根据结构、化学组成的不同，微生物分为＿＿＿＿＿＿＿＿、＿＿＿＿＿＿＿＿和＿＿＿＿＿＿＿＿三大类。

2. 多数微生物对人是＿＿＿＿＿＿＿＿的，少数微生物能引起＿＿＿＿＿＿＿＿，这些具有＿＿＿＿＿＿＿＿＿＿的微生物称为＿＿＿＿＿＿＿＿＿＿微生物。

3. 微生物的特点有＿＿＿＿＿＿＿＿＿＿＿＿、＿＿＿＿＿＿＿＿＿＿＿＿、＿＿＿＿＿＿＿＿＿＿＿＿。

【综合练习】

A1 型题

1. 以下属于非细胞型微生物的是
   A. 细菌　　　　　B. 病毒
   C. 真菌　　　　　D. 衣原体
   E. 螺旋体

2. 属于真核细胞型微生物的是
   A. 细菌　　　　　B. 立克次体
   C. 支原体　　　　D. 真菌

   E. 螺旋体

3. 细菌属于原核细胞型微生物的主要依据是
   A. 单细胞
   B. 仅有原始核，无核膜和核仁
   C. 二分裂繁殖
   D. 对抗生素敏感
   E. 含有 2 种核酸

（陈珊）

第十二章　细菌的形态与结构

【知识要点】

一、细菌的大小和形态

细菌是一类具有细胞壁、能独立生活、单细胞的原核细胞型微生物。

1. 细菌的大小：个体微小，以微米作为测量单位。

2. 细菌的形态：3 种。

(1) 球菌：双球菌、链球菌、葡萄球菌、四联球菌和八叠球菌。球菌在临床上最易引起化脓，所以又将球菌称为"化脓性球菌"。

(2) 杆菌：多呈直杆状，少数为球杆菌、链杆菌、分枝杆菌和棒状杆菌等。不同杆菌的大小、长短、粗细很不一致。肠道细菌中有杆菌，所以习惯将肠道细菌称为"肠道杆菌"。

(3) 螺形菌：一个弯曲的为弧形菌，多个弯曲的为螺形菌。

二、细菌的结构

细菌的结构包括基本结构和特殊结构。

1. 基本结构：包括细胞壁、细胞膜、细胞质和核质。

(1) 细胞壁：是位于细菌细胞膜外的一层坚韧而富有弹性的膜状结构。主要成分是肽聚糖，又称为黏肽。

① 细胞壁的结构：N-乙酰胞壁酸与 N-乙酰葡萄糖胺交替排列，经 β-1, 4 糖苷键连接成聚糖骨架，每个胞壁酸分子上连接一个四肽侧链。

・ G^+菌：四肽侧链之间由五肽交联桥连接，构成三维立体结构。

・ G^-菌：四肽侧链之间直接连接，构成二维平面结构。

② 细胞壁的组成：

・ G^+菌细胞壁：肽聚糖+磷壁酸组成，肽聚糖层数多，含量高。

・ G^-菌细胞壁：肽聚糖+外膜组成，肽聚糖层数少，含量也少。外膜由脂蛋白+脂质双层+脂多糖构成。

③ 革兰氏染色法的结果：因细胞壁的不同导致革兰氏染色结果不同，具体见下表：

特　点	革兰氏阳性菌	革兰氏阴性菌
革兰氏染色结果	紫色	红色
主要致病毒素	外毒素	内毒素
对青霉素和溶菌酶的敏感性	敏感	不敏感

④ 细胞壁的功能：维持菌体形态、保护细菌；参与物质交换；具有免疫原性。

(2) 细胞膜：是位于细胞壁内侧紧包在细胞质外面的一层柔软并富有弹性的半透性生物膜。

① 细胞膜的组成：由磷脂及镶嵌的蛋白质组成。

② 细胞膜的功能：参与物质交换；生物合成；呼吸作用等。

(3) 细胞质：是由细胞膜包裹的透明胶状物，是细菌进行新陈代谢的场所。

① 细胞壁的基本成分：水、无机盐、多种酶、蛋白质、脂质、核酸及少量的糖。

② 细胞质中含核糖体、质粒、胞质颗粒。

· 核糖体：由 rRNA 和蛋白质组成，是细菌合成蛋白质的场所。

· 质粒：是染色体外的遗传物质，环状闭合的双股 DNA，带有遗传信息，控制细菌某些特定的遗传性状，能自行复制。医学上重要的质粒有 F 质粒、R 质粒和 Col 质粒等。

· 胞质颗粒：为细菌贮存营养物质，它包括多糖、脂质、多磷酸盐等。较常见的是异染颗粒，主要成分是 RNA 与多偏磷酸盐，嗜碱性强，经染色后颜色明显不同于菌体的其他部位，故称之为异染颗粒。常见于白喉棒状杆菌，可帮助鉴别细菌。

(4) 核质：

① 细菌是原核细胞，无核膜和核仁，故称核质或拟核。核质由一条双链环状的 DNA 分子反复盘绕卷曲而成，与细胞质界限不明显，多位于菌体中央。

② 核质具有细胞核的功能，是细菌新陈代谢、生长、繁殖、遗传变异的物质基础。

2. 细菌的特殊结构：

(1) 荚膜：是某些细菌合成并分泌到细胞壁外的一层较厚的黏液性物质，为多糖或多肽。

① 形成条件：一般在人和动物体内或营养丰富的培养基中才能形成。

② 意义：a. 保护细菌、抗吞噬作用、抗杀菌物质的损伤作用，故荚膜能增强细菌的侵袭力，与致病性有关；b. 具有免疫原性；c. 可作为细菌鉴别和分型的依据。

(2) 鞭毛：附着在某些细菌细胞膜上并游离于胞外呈波状弯曲的丝状物。

① 组成：化学成分主要是蛋白质。

② 意义：a. 具有免疫原性；b. 为细菌的运动器官；c. 可鉴别细菌和进行细菌的分型；d. 有些细菌的鞭毛还与致病性有关。

(3) 菌毛：是位于菌体外的一种比鞭毛更细、更短、更直的丝状物，分为普通菌毛和性菌毛两种。

① 普通菌毛：可达数百根，具有很强的黏附性，与细菌的致病性有关。

② 性菌毛：只有 1～4 根，可传递遗传物质质粒。

(4) 芽胞：是某些细菌在一定条件下，细胞质脱水浓缩，在菌体内形成的圆形或椭圆形的小体。

① 意义：a. 芽胞是细菌的一种休眠状态，代谢处于相对静息；b. 芽胞不是细菌的繁殖体，无繁殖能力。当环境条件适宜时，芽胞可出芽形成细菌的繁殖体。

② 芽胞的特点：对理化因素有很强的抵抗力，杀灭芽胞最可靠的方法是高压蒸汽灭菌。进行灭菌时，应以杀灭芽胞为标准。

3. 细菌的非典型形态与结构：

(1) 细菌细胞壁缺陷型（细菌 L 型）：某些细菌在某种情况下细胞壁肽聚糖结构可遭到破

坏，或当其合成受到抑制时，形成细胞壁缺陷的细菌。

(2) L 型菌的特点：

① 明显的多形性。

② 染色时不易着色，且着色不均匀。

③ 生长缓慢，营养要求高。

④ 菌落：油煎蛋样菌落（典型 L 型细菌）。

⑤ 与许多慢性反复感染有关。

三、细菌的形态检查方法

1. 不染色标本的检查：主要用于观察活菌的动力和运动方式，常用方法有压滴法、悬滴法。

2. 染色标本的检查：最重要、最常用的检查方法是革兰氏染色法。

(1) 革兰氏染色法的步骤：涂片—干燥—固定—初染（结晶紫）—媒染（碘液）—脱色（95%乙醇）—复染（稀释复红）。

(2) 革兰氏染色法的结果：G^+菌呈紫色，G^-菌呈红色。

(3) 革兰氏染色法的意义：① 初步鉴别细菌，缩小检测范围；② 指导临床医生初步用药；③ 有助于了解细菌的致病性。

【课前预习】

一、基础知识

1. 微生物的概念和分类。

2. 微生物的特点。

3. 显微镜的结构和用途。

二、预习目标

1. 细菌的大小以＿＿＿＿＿＿＿＿作为测量单位，细菌的基本形态包括＿＿＿＿＿＿、＿＿＿＿＿＿＿和＿＿＿＿＿＿＿＿。

2. 细菌的基本结构包括＿＿＿＿＿＿、＿＿＿＿＿＿、＿＿＿＿＿＿和＿＿＿＿。

3. 细菌的特殊结构有：＿＿＿＿＿＿、＿＿＿＿＿＿、＿＿＿＿＿＿和＿＿＿＿。

【课后巩固】

一、名词解释

质粒　荚膜　鞭毛　L 型细菌

二、填空题

1. 根据形态可将细菌分为＿＿＿＿＿菌、＿＿＿＿＿＿菌和＿＿＿＿＿＿菌三大类。

2. 细菌的基本结构由外向内依次为＿＿＿＿＿＿＿＿＿＿＿、＿＿＿＿＿＿＿＿、＿＿＿＿＿＿＿＿＿＿、＿＿＿＿＿＿＿＿。

3. 革兰氏染色法的意义：＿＿＿＿＿＿＿＿＿＿＿、＿＿＿＿＿＿＿＿＿＿＿＿
和＿＿＿＿＿＿＿＿＿＿＿＿＿＿。

4. 细菌的运动器官是＿＿＿＿＿＿，能抗吞噬细胞的是＿＿＿＿＿＿，具有黏附作用
的是＿＿＿＿＿，在细菌间进行遗传物质传递的是＿＿＿＿＿，抵抗力最强的是＿＿＿＿。

【综合练习】

A1 型题

1. 细菌大小的测量单位是
   A. nm　　　　B. μm
   C. cm　　　　D. m
   E. mm

2. 下列不属于细菌基本结构的是
   A. 细胞壁　　B. 鞭毛
   C. 细胞膜　　D. 核质
   E. 细胞质

3. 细菌细胞壁的基本成分是
   A. 肽聚糖　　B. 脂多糖
   C. 磷壁酸　　D. 脂蛋白
   E. 外膜

4. 革兰氏阳性菌细胞壁的特殊组分是
   A. 肽聚糖　　B. 核糖体
   C. 磷壁酸　　D. 脂多糖
   E. 类脂 A

5. 下列关于革兰氏阴性菌细胞壁的叙述，正确的是
   A. 含磷壁酸
   B. 缺乏五肽交联桥
   C. 肽聚糖含量多
   D. 肽聚糖为三维立体结构
   E. 含脂类少

6. 青霉素的抗菌机制是
   A. 破坏肽聚糖的聚糖骨架
   B. 损害细胞膜
   C. 干扰细菌蛋白质的合成
   D. 干扰细菌 DNA 的复制
   E. 抑制肽聚糖的四肽侧链与五肽交联桥的连接

7. 下列关于荚膜的叙述，正确的是
   A. 与细菌的致病性有关
   B. 与细菌的分裂有关
   C. 与细菌的运动有关
   D. 与细菌的接合有关
   E. 与细菌的抵抗力无关

8. 最常用的细菌染色方法是
   A. 芽胞染色法　　B. 异染颗粒染色法
   C. 鞭毛染色法　　D. 革兰氏染色法
   E. 抗酸染色法

9. 革兰氏染色法所用试剂的顺序是
   A. 稀释复红—碘液—乙醇—结晶紫
   B. 结晶紫—乙醇—碘液—稀释复红
   C. 结晶紫—碘液—乙醇—稀释复红
   D. 稀释复红—乙醇—结晶紫—碘液
   E. 稀释复红—结晶紫—碘液—乙醇

10. 与细菌 L 型的形成有关的结构是
    A. 中介体　　B. 核质
    C. 细胞壁　　D. 细胞膜
    E. 细胞质

11. 革兰氏阴性菌细胞壁与致病有关的组分是
    A. 外膜　　　B. 脂多糖
    C. 脂蛋白　　D. 核心多糖
    E. 特异性多糖

12. 具有抗吞噬作用的结构是
    A. 芽胞　　B. 荚膜
    C. 菌毛　　D. 鞭毛
    E. 中介体

13. 下列哪种结构不属于细菌的特殊结构
    A. 荚膜　　B. 鞭毛

C．菌毛　　　　　　D．质粒

E．芽胞

14. 溶菌酶溶菌作用的机制是

　　A．破坏肽聚糖的聚糖骨架

　　B．抑制肽聚糖的四肽侧链与五肽交联桥的连接

　　C．干扰细菌 DNA 的复制

　　D．干扰细菌蛋白质的合成

　　E．损害细胞膜

15. 不染色标本检查法主要用于观察细菌的

　　A．大小　　　　　　B．形态

　　C．结构　　　　　　D．动力

　　E．繁殖方式

16. 以下关于细菌的描述，不正确的是

　　A．一般具有细胞壁

　　B．个体微小，结构简单

　　C．有成形的细胞核

　　D．无核膜、无核仁

　　E．分类上属于原核生物

17. 革兰氏阳性菌和革兰氏阴性菌细胞壁的共同成分或结构是

　　A．脂多糖　　　　　B．磷壁酸

　　C．外膜　　　　　　D．肽聚糖

　　E．脂蛋白

18. 以下关于细菌 L 型的描述，不正确的是

　　A．几乎所有细菌均可发生这种变异

　　B．可用高渗低琼脂培养基培养

　　C．生长缓慢，形成油煎蛋状的菌落

　　D．只能在体外发生

　　E．与原菌生物学性状不同，但其子代仍保留亲代的遗传特性，可返祖还原为原菌

19. 质粒是细菌的

A．核质 DNA

B．胞质中的 rRNA

C．胞质颗粒

D．胞质中的 cDNA

E．染色体以外的 DNA

20. 以下关于质粒的描述，错误的是

　　A．是一种遗传物质

　　B．缺失后细菌将死亡

　　C．可传递，能自我复制

　　D．与细菌生长繁殖无关

　　E．可控制细菌的某些性状（如细菌耐药性）

21. 芽胞对理化因素有较强的抵抗力，这与下列何种成分有关

　　A．脂肪酸　　　　　B．粘肽

　　C．双层磷壁酸　　　D．吡啶二羧酸

　　E．二氨基庚二酸

22. 与鉴别细菌有关的细菌特殊结构有

　　A．鞭毛　　　　　　B．荚膜

　　C．芽胞　　　　　　D．菌毛

　　E．A+B+C

23. 以下关于菌毛的描述，错误的是

　　A．多见于革兰氏阴性菌

　　B．有普通菌毛和性菌毛两种

　　C．不能用普通显微镜观察

　　D．是细菌的运动器官

　　E．普通菌毛与细菌致病性有关

24. L 型细菌是

　　A．细胞壁缺陷的细菌

　　B．细胞膜缺陷的细菌

　　C．缺乏质粒的细菌

　　D．缺乏核质的细菌

　　E．缺乏菌毛的细菌

（陈珊）

第十三章　细菌的生长繁殖与代谢

【知识要点】

一、细菌的生长繁殖

1. 细菌生长繁殖所需的条件:

(1) 营养物质:水、无机盐、碳、氮和生长因子等。

(2) 酸碱度:多数病原菌生长最适宜的 pH 为 7.2～7.6。

(3) 温度:多数病原菌最适宜的生长温度为 37 ℃。

(4) 气体:二氧化碳和氧气。根据细菌对氧气的需求不同,可将细菌分为专性需氧菌、微需氧菌、专性厌氧菌和兼性厌氧菌四类。

2. 细菌的繁殖:

(1) 细菌的繁殖方式:无性二分裂。

(2) 细菌的繁殖速度:一般较快,在适宜条件下 20～30 min 繁殖一代。少数细菌繁殖速度较慢,如结核分枝杆菌需 18～20 h 繁殖一代。

(3) 细菌群体的生长曲线:将细菌接种在适宜的培养基中,细菌群体生长具有一定的规律性,以细菌培养时间为横坐标,培养物中活菌数对数为纵坐标,可绘制出细菌群体的生长曲线。生长曲线分为迟缓期、对数期、稳定期和衰退期,其中对数生长期的细菌形态结构、染色性、生理活性等都较典型,细菌的鉴定等应选用此期为佳。

二、细菌的人工培养

1. 培养基:是人工配制的适合细菌生长繁殖的营养基质。

培养基的分类:

(1) 按物理性状分:液体培养基、半固体培养基和固体培养基。

(2) 按用途分:基础培养基、营养培养基、增菌培养基、选择培养基、鉴别培养基和厌氧培养基。

2. 细菌在培养基中的生长现象:

(1) 在液体培养基中的生长现象:均匀混浊、沉淀、形成菌膜三种生长现象。

(2) 细菌在半固体培养基中生长时:有鞭毛的细菌沿着穿刺线向周围扩散生长,无鞭毛的细菌仅沿穿刺线生长。

(3) 细菌在固体培养基表面生长时:可出现肉眼可见的由单个细菌繁殖而来的集团,称为菌落;多个菌落融合在一起,称为菌苔。

3. 人工培养细菌的意义:

(1) 感染性疾病的诊断。

(2) 细菌的鉴定与研究。

(3) 生物制品的制备。

(4) 在工农业生产及基因工程中的应用。

三、细菌的代谢

细菌的代谢包括合成代谢和分解代谢。

1. 细菌的合成代谢：将简单的化合物合成复杂的菌体成分或其他物质，保证细菌的生长繁殖，在合成代谢产物中：

(1) 热原质：是多种革兰氏阴性菌和少数革兰氏阳性菌在代谢过程中所合成的注入人体或动物体内能引起发热反应的物质。

(2) 毒素：细菌产生的内毒素和外毒素。

(3) 侵袭性酶：有血浆凝固酶、透明质酸酶、链道酶等。

(4) 维生素：某些细菌能合成一些维生素，除供自身需要外，还能分泌到周围环境中，如人体肠道内的大肠埃希菌能合成维生素 B 族和维生素 K 等，可供人体吸收利用。

(5) 抗生素：某些微生物在代谢过程中产生的一类能抑制或杀死其他微生物和肿瘤细胞的物质。抗生素多数由放线菌或真菌产生，少数由细菌产生，如多黏菌素、杆菌肽等。目前抗生素已广泛用于临床治疗细菌感染性疾病和肿瘤。

(6) 细菌素：是某些细菌产生的，仅对近缘菌株有抗菌作用的蛋白质。由于细菌素的抗菌作用范围窄且具有特异性，故多用于细菌的分型鉴定和流行病学调查。

(7) 色素：分两类。

① 脂溶性色素：即不溶于水，只存在于菌体中而不扩散至含水的培养基中，如金黄色葡萄球菌产生的金黄色色素。

② 水溶性色素：即能扩散至培养基或周围环境中，如铜绿假单胞菌产生的绿色色素，使培养基、脓汁呈绿色。在临床护理工作中，若发现手术切口、烧伤组织创面等出现绿色的渗出物，应考虑有铜绿假单胞菌感染的可能。

2. 细菌的分解代谢：将复杂的营养物质分解为简单的化合物，为合成菌体成分提供原料或获取能量以供代谢所需。细菌对糖、蛋白质的分解能力不同，产生的代谢产物也不同，利用生化反应检测细菌的代谢产物，可用于鉴别细菌，称为细菌的生化反应。

【课前预习】

一、基础复习

1. 细菌的大小、形态。

2. 细菌的基本结构：细胞壁、细胞膜、细胞质、核质。

3. 细菌的特殊结构：荚膜、鞭毛、菌毛、芽胞。

4. 革兰氏染色的意义。

二、预习目标

1. 细菌生长繁殖的条件是_____、_____、_____、_____。

2. 根据细菌生长对氧气的需求不同，可将细菌分为_____、_____、_____、_____。

【课后巩固】

一、名词解释
培养基　菌落　毒素　热原质

二、填空题
1. 细菌生长繁殖所需的营养物质包括：_____、_____、_____、_____和_____。

2. 细菌在固体培养基上生长形成_____、_____；在液体培养基中有_____、_____、_____三种生长现象。

3. 细菌的合成代谢产物有_____、_____、_____、_____、_____，其中对人体有害的是_____、_____和_____。可用于治疗的有_____。

4. 细菌群体的生长曲线分为_____、_____、_____和_____四个时期。

5. 细菌的繁殖方式是：_____；繁殖速度_____，在适宜条件下_____min 繁殖一代。

6. 细菌产生的毒素有_____和_____两种。

【综合练习】

A1 型题

1. 细菌的繁殖方式是
   A. 二分裂　　　B. 出芽
   C. 复制　　　　D. 有丝分裂
   E. 孢子生殖

2. 下列细菌中生长繁殖最慢的是
   A. 葡萄球菌　　B. 大肠埃希菌
   C. 霍乱弧菌　　D. 结核分枝杆菌
   E. 伤寒沙门菌

3. 大多数病原菌生长的适宜 pH 为
   A. pH 6.5~6.8　B. pH 7.2~7.6
   C. pH 8.2~8.6　D. pH 8.0~9.2
   E. pH 5.0~6.0

4. 下列细菌代谢产物对人体无害的是
   A. 热原质　　　B. 内毒素
   C. 外毒素　　　D. 维生素
   E. 侵袭性酶

5. 大多数细菌繁殖一代所需的时间为
   A. 10 min　　　B. 20~30 min
   C. 40 min　　　D. 1 h
   E. 2 h

6. 观察细菌动力最常使用的培养基是
   A. 液体培养基
   B. 半固体培养基
   C. 血琼脂平板培养基

D．巧克力色琼脂平板培养基

E．厌氧培养基

7. 注入人体能引起发热反应的物质是

A．色素　　　　　　B．抗生素

C．细菌素　　　　　D．热原质

E．维生素

8. 在 pH 9.0 的条件下生长良好的细菌是

A．葡萄球菌　　　　B．霍乱弧菌

C．大肠埃希菌　　　D．结核分枝杆菌

E．链球菌

9. 在 pH 6.5 的条件下生长良好的细菌是

A．葡萄球菌　　　　B．大肠埃希菌

C．结核分枝杆菌　　D．霍乱弧菌

E．链球菌

10. 下列物质不是细菌合成代谢产物的是

A．内毒素　　　　　B．外毒素

C．抗生素　　　　　D．抗毒素

E．细菌素

11. 细菌的芽胞和外毒素大多在细菌生长繁殖的哪一期形成

A．迟缓期　　　　　B．对数生长期

C．稳定期　　　　　D．衰退期

E．任何时期

12. 与致病性有关的物质是

A．毒素　　　　　　B．抗生素

C．色素　　　　　　D．维生素

E．细菌素

13. 与细菌的分型有关的物质是

A．毒素　　　　　　B．抗生素

C．色素　　　　　　D．维生素

E．细菌素

14. 与鉴别细菌有关的物质是

A．毒素　　　　　　B．抗生素

C．色素　　　　　　D．维生素

E．细菌素

15. 与治疗感染性疾病有关的物质是

A．毒素　　　　　　B．抗生素

C．色素　　　　　　D．维生素

E．细菌素

16. 以下属于选择培养基的是

A．血琼脂平板

B．伊红-亚甲蓝培养基

C．肉汤培养基

D．蛋白胨水培养基

E．普通琼脂平板

17. 细菌在半固体培养基中生长时，可看到细菌只沿穿刺线生长，请问此细菌可能是

A．单毛菌　　　　　B．双毛菌

C．丛毛菌　　　　　D．周毛菌

E．无鞭毛的细菌

18. 细菌形态和生理活性比较典型的阶段是

A．迟缓期　　　　　B．对数生长期

C．稳定期　　　　　D．衰退期

E．增殖期

19. 含有细菌所需的最基本营养成分，供大多数细菌生长的培养基为

A．鉴别培养基　　　B．营养培养基

C．厌氧培养基　　　D．基础培养基

E．选择培养基

20. 对人致病的细菌大多数是

A．专性厌氧菌　　　B．微需氧菌

C．专性需氧菌　　　D．兼性厌氧菌

E．以上均不对

21. "菌落"是指

A．在细胞培养瓶中形成的空斑

B．从培养基上脱落的细菌

C．由一个细菌在培养基上生长繁殖而形成的细菌集团

D．多种细菌在培养基上混合生长形成的团块

E．一个细菌细胞

22. 细菌的活菌数越来越少、细菌总数开始下降的阶段是

A．迟缓期　　　　　B．对数生长期

C．稳定期　　　　　D．衰退期

E．增殖期

（陈珊）

第十四章　细菌的分布与消毒灭菌

【知识要点】

一、细菌的分布

1. 细菌在自然界中的分布：

(1) 土壤中：微生物种类多、数量大。主要是破伤风梭菌、产气荚膜梭菌、炭疽芽胞杆菌等能以芽胞的形式在土壤中存活多年,故被泥土污染的伤口要注意防止这些芽胞菌的感染。

(2) 水中：水源不同,细菌的分布也不同。水中的细菌主要来自土壤和人、动物的排泄物。水中常见的病原菌有伤寒沙门菌、痢疾志贺菌、霍乱弧菌等,可引起多种消化道传染病的流行。

(3) 空气中：存在着不同种类的细菌,可引起伤口及呼吸道的感染,故医院的病房、手术室、制剂室、微生物实验室等都要进行空气消毒,以防感染或污染。

2. 细菌在正常人体中的分布：

(1) 正常菌群的概念：在正常人体的体表以及与外界相通的腔道中,在正常情况下存在着不同种类和一定数量的对人体无害的微生物群。

(2) 正常菌群的生理意义：① 生物拮抗作用；② 营养作用；③ 具有非特异性免疫作用。

(3) 正常菌群的病理意义：转化为条件致病菌。正常菌群与机体之间的这种生态平衡可被破坏而引起疾病,其特定的条件是：① 寄居部位的改变；② 机体免疫功能低下；③ 菌群失调。严重的菌群失调使机体表现出一系列临床症状,称菌群失调症。

二、消毒与灭菌

1. 有关概念：

(1) 消毒：杀死物体上病原微生物的方法（不包括芽胞）。

(2) 灭菌：杀灭物体上所有微生物的方法（包括繁殖体和芽胞）

(3) 无菌：物体上没有活的微生物存在。

(4) 无菌操作：防止微生物进入机体或物体的操作技术。

(5) 防腐：防止或抑制微生物的生长繁殖。

2. 物理消毒灭菌的方法：

(1) 热力灭菌法：

① 湿热灭菌法：巴氏消毒法、煮沸法、流通蒸汽消毒法、间歇灭菌法、高压蒸汽灭菌法（最常用、最有效的方法）。

② 干热灭菌法：焚烧、烧灼、干烤。

(2) 辐射杀菌法：

① 紫外线：破坏细菌的 DNA，导致多数细菌死亡，少数变异。缺点是穿透力不强，对皮肤和眼睛有损伤。适用于物体表面和空气的消毒。

② 电离辐射（高速电子、X 射线、γ 射线）：破坏细菌的 DNA。优点是穿透力强。用于大量一次性不耐热塑料注射器与导管等的消毒。

(3) 滤过除菌法：

① 原理：分子筛的原理及带电性质。

② 用途：用于不耐高温灭菌的血清、毒素、抗生素、药液等物品及空气的除菌。缺点是不能除去病毒、支原体、细菌外毒素。

3. 化学消毒灭菌法——消毒剂：

(1) 消毒剂的杀菌机制：① 使菌体蛋白质变性或凝固；② 干扰微生物酶系统和代谢；③ 损伤细胞膜。

(2) 化学消毒剂的用途：主要用于体表、医疗器械、排泄物和周围环境的消毒。

(3) 消毒剂的种类：很多。按其杀菌能力可分为三大类：高效消毒剂、中效消毒剂和低效消毒剂。

(4) 影响因素：① 消毒剂的性质、浓度、作用时间；② 微生物的种类、数量及存在状态；③ 环境因素等。

【课前预习】

一、基础复习

1. 细菌生长繁殖所需的条件。

2. 细菌的繁殖方式和速度。

3. 细菌在培养基中的生长现象。

4. 细菌合成代谢中与致病、治疗、鉴别有关的产物。

二、预习目标

1. 细菌在自然界的分布包括_____、_____、_____。

2. 土壤中的细菌多通过_____引起人体感染，水中致病菌通过_____引起感染，空气中的致病菌通过_____和_____引起感染。

3. 杀死_____的方法称为灭菌，杀死_____的方法称为消毒，_____的方法称为防腐，_____称为无菌。

4. 影响微生物生长繁殖的因素有_____、_____和_____。

【课后巩固】

一、名词解释

正常菌群　条件致病菌　菌群失调症　消毒　灭菌　无菌

二、填空题

1. 正常菌群的生理意义有：_____、_____

和_____。

2. 紫外线杀菌的机制是干扰细菌_____合成，导致细菌_____或_____，其作用特点是穿透力_____，因此只适用于物体表面和_____的消毒。

3. 正常菌群转化为条件致病菌的条件有_____、_____和_____。

4. 高压蒸汽灭菌时，当压力达到_____，温度上升为_____，持续_____时间，可杀灭细菌芽胞。

5. 湿热灭菌法包括：_____、_____、_____、_____。

6. 条件致病菌的特定条件是：_____、_____和_____。

【综合练习】

A1 型题

1. 土壤中易引起创伤感染的细菌是
   A．结核分枝杆菌　　B．枯草杆菌
   C．破伤风梭菌　　　D．霍乱弧菌
   E．葡萄球菌

2. 水源污染易引起的传染病为
   A．呼吸道传染病　　B．消化道传染病
   C．创伤感染　　　　D．皮肤感染
   E．泌尿道感染

3. 玻璃器皿、瓷器进行干烤灭菌常用的温度和时间为
   A．100～150 ℃、2 h
   B．160～170 ℃、2 h
   C．170～180 ℃、2 h
   D．180～200 ℃、1 h
   E．200～250 ℃、1 h

4. 长期使用大量广谱抗生素易引起
   A．免疫力下降　　　B．菌群失调症
   C．自身免疫病　　　D．药物中毒
   E．免疫缺陷病

5. 杀灭物体上所有微生物的方法称为
   A．消毒　　　　　　B．灭菌
   C．无菌　　　　　　D．防腐

E．无菌操作

6. 杀灭物体上病原微生物的方法称为
   A．消毒　　　　　　B．灭菌
   C．无菌　　　　　　D．防腐
   E．无菌操作

7. 无菌的含义是
   A．杀灭物体上所有的微生物
   B．杀灭物体上的病原微生物
   C．物体上无活菌存在
   D．杀死含芽胞的细菌
   E．抑制微生物的生长繁殖

8. 巴氏消毒所用的温度和时间是
   A．100 ℃、10 min
   B．121 ℃、15 min
   C．80 ℃、10 min
   D．62.8 ℃、30 min
   E．71.7 ℃、30 min

9. 高压蒸汽灭菌须达到的温度和维持的时间是
   A．100 ℃、10～20 min
   B．121.3 ℃、15～20 min
   C．80 ℃、5～10 min
   D．62 ℃、30 min
   E．71.7 ℃、15～30 min

10. 紫外线杀菌的最佳波长是
    A. 200～300 nm　　　　B. 265～266 nm
    C. 300～365 nm　　　　D. 350～400 nm
    E. 400～500 nm

11. 紫外线杀菌的机制是
    A. 破坏细菌细胞壁
    B. 损害细胞膜
    C. 破坏细菌 DNA
    D. 破坏细菌核糖体
    E. 破坏细菌中介体

12. 用于耐高温、耐湿等物品灭菌的最佳方法是
    A. 煮沸法　　　　　　B. 巴氏消毒法
    C. 流通蒸汽法　　　　D. 间歇蒸汽灭菌法
    E. 高压蒸汽灭菌法

13. 75% 乙醇可用于
    A. 体温计消毒　　　　B. 精密仪器消毒
    C. 仅用于皮肤消毒　　D. 空气消毒
    E. 饮水消毒

14. 2% 戊二醛溶液可用于
    A. 体温计消毒　　　　B. 精密仪器消毒
    C. 仅用于皮肤消毒　　D. 空气消毒
    E. 饮水消毒

15. 紫外线可用于
    A. 体温计消毒　　　　B. 精密仪器消毒
    C. 仅用于皮肤消毒　　D. 空气消毒
    E. 饮水消毒

16. 利用干烤箱,将玻璃器皿加热 160～170 ℃、2 h,此方法可
    A. 消毒　　　　　　　B. 灭菌
    C. 防腐　　　　　　　D. 无菌
    E. 传染

17. 血清中加入 0.1% 硫柳汞的目的是
    A. 消毒　　　　　　　B. 灭菌
    C. 防腐　　　　　　　D. 无菌
    E. 传染

18. 滤过除菌常用于
    A. 传染病患者尸体　　B. 接种环
    C. 普通培养基　　　　D. 血清
    E. 含血清的营养培养基

19. 烧灼灭菌常用于
    A. 传染病患者尸体
    B. 接种环
    C. 普通培养基
    D. 血清
    E. 含血清的营养培养基

20. 焚烧常用于
    A. 传染病患者尸体
    B. 接种环
    C. 普通培养基
    D. 血清
    E. 含血清的营养培养基

21. 正常人体不存在细菌的部位是
    A. 体表　　　　　　　B. 口腔
    C. 大肠　　　　　　　D. 尿道口
    E. 血液

22. 可用于皮肤、尿道消毒的化学物质是
    A. 高锰酸钾　　　　　B. 甲醛
    C. 苯酚　　　　　　　D. 乳酸
    E. 乙醇

23. 在土壤能较长时间生长的细菌是
    A. 产气荚膜梭菌　　　B. 志贺菌
    C. 结核杆菌　　　　　D. 金黄色葡萄球菌
    E. 肺炎球菌

24. 正常情况下,人粪便中的细菌绝大多数是
    A. 需氧菌　　　　　　B. 厌氧菌
    C. 兼性厌氧菌　　　　D. 大肠埃希菌
    E. 枯草杆菌

25. 长期使用广谱抗生素治疗的患者,又被诊断为白假丝酵母菌性肠炎,属于
    A. 耐药菌株引起的感染
    B. 菌群失调
    C. 条件致病菌
    D. 菌群失调症
    E. 机会致病菌

26. 腹膜炎患者的临床标本中检测出的大肠埃希菌,属于
    A. 耐药菌株　　　　　B. 菌群失调
    C. 致病菌　　　　　　D. 正常菌群
    E. 菌群失调症

（陈珊）

第十五章　细菌的遗传与变异

【知识要点】

一、细菌常见的变异现象

1. 形态结构的变异：细胞壁、荚膜、鞭毛。

2. 菌落的变异（S-R 变异）：细菌菌落由光滑型菌落变为粗糙型菌落。

3. 毒力的变异：包括毒力的增强和减弱。

(1) 毒力减弱：有毒的牛型结核杆菌经 13 年 230 代传代后，其毒力高度减弱，保留免疫原性，用于预防结核病。

(2) 毒力的增强：不产生白喉外毒素的白喉杆菌（不致病）被 β 棒状杆菌噬菌体感染后可变异成产生白喉外毒素的白喉杆菌。

4. 耐药性变异：

(1) 最易发生耐药的药物：青霉素。

(2) 最易发生耐药的细菌：金黄色葡萄球菌、绿脓杆菌、肠道杆菌（大肠杆菌、痢疾杆菌）、结核杆菌。

(3) 为防耐药性形成需采取的措施有：

① 用药的选择：敏感药物治疗。

② 用药的量：适当（既不多也不能少）。

③ 用药的时间：适当（既不长也不能短）。

④ 做好消毒和隔离措施，防止耐药质粒的转移。

二、细菌遗传变异

1. 细菌遗传变异的物质基础——DNA，存在于细菌染色体、质粒和噬菌体。

(1) 染色体：控制细菌的主要遗传性状。

(2) 质粒：控制细菌的某些特定的遗传性状，比较重要的质粒有 F 质粒、R 质粒、Vi 质粒和 Col 质粒。

(3) 噬菌体包括毒性噬菌体和温和噬菌体 2 种。前者能裂解细菌；后者与细菌呈溶原状态，可把噬菌体基因整合于宿主菌的染色体上，并随细菌的分裂而传给子代细菌。

2. 细菌变异的机制：细菌变异分为基因型变异（遗传性变异）和表现型变异（非遗传性变异/生理性适应）。其机制为细菌的基因产生了突变、转移与重组。

(1) 突变：细菌遗传基因的结构发生了突然而稳定的改变，导致细菌遗传性状的变异。

(2) 细菌基因的转移和重组方式包括转化、转导、接合和溶原性转换。

① 转化：受体菌直接摄取供体菌游离的 DNA 片段。

② 转导：温和噬菌体介导的遗传物质从供体菌到受体菌的转移。

③ 接合：性菌毛介导的细胞间接触，使供体菌遗传物质进入受体菌。

④ 溶原性转换：由于温和噬菌体的基因与宿主菌的基因整合,导致细菌的基因发生改变。

3. 细菌变异的实际意义：

(1) 在诊断疾病方面：细菌形态、结构、生化特性、抗原性质、毒力等变异,造成细菌性状不典型, 常给病原学鉴定带来困难。

(2) 在治疗疾病方面：细菌耐药性变异导致耐药菌株日益增多,给感染性疾病的治疗造成很大困难。

(3) 在预防疾病方面：为预防传染病的发生,用人工的方法诱导细菌发生变异,获取减毒或无毒的变异株,制成减毒活菌苗。

(4) 在基因工程方面。

【课前预习】

一、基础复习

1. 细菌在自然界和正常人体中的分布。

2. 正常菌群的生理意义,转化为条件致病菌的特定条件。

3. 常用的消毒灭菌方法。

4. 消毒剂的杀菌原理和影响因素。

二、预习目标

1. 常见的细菌变异现象有_____、_____、
_____、_____等。

2. 细菌遗传物质 DNA 存在于细菌_____、_____和_____。

3. 细菌变异的机制是细菌的基因产生了_____、_____与_____。

【课后巩固】

一、名词解释

遗传　变异　BCG　耐药性变异

二、填空题

1. 细菌的变异有_____变异和_____变异。

2. L 型细菌是指_____细菌,培养应选用_____。

3. 卡介苗是用人工诱导的方法使_____失去毒力制成的活疫苗,可用于预防_____。

4. 细菌 H-O 变异是指细菌从_____到_____的变异。

5. 细菌 S-R 变异是指细菌从_____到_____的变异。

6. 雄性菌,亦称_____,具有_____；F⁻ 菌亦称_____,可经_____方式变为 F⁺菌。

【综合练习】

A1 型题

1. 质粒在细菌间的转移方式主要是
   A. 接合
   B. 转导
   C. 转化
   D. 突变
   E. 溶原性转换

2. 与细菌耐药性有关的遗传物质是
   A. 性菌毛
   B. 细菌染色体
   C. 质粒
   D. 毒性噬菌体
   E. 异染颗粒

3. 下述有关 L 型细菌的特性，错误的是
   A. 对青霉素不敏感
   B. 抗原结构发生改变
   C. 呈高度多形性
   D. 革兰氏染色结果多为阴性
   E. 培养时需用低渗含血清培养基

4. H-O 变异属于
   A. 毒力变异
   B. 菌落变异
   C. 鞭毛变异
   D. 形态变异
   E. 耐药性变异

5. 以下有关质粒的叙述，不正确的是
   A. 质粒是细菌核质以外的遗传物质
   B. 质粒是细菌生命活动所必需的结构
   C. 质粒能自行复制
   D. 质粒是双股环状 DNA
   E. 某些细菌的耐药性与质粒有关

6. 细菌的性菌毛
   A. 与细菌的运动有关
   B. 化学成分为多糖
   C. 是接合时必要的结构
   D. 是转导时必要的结构
   E. 是细菌吸附易感细胞的结构

7. 细菌耐药性形成的主要方式是
   A. 转化
   B. 转换
   C. 转导
   D. 溶原性状态
   E. 接合

8. 耐药性质粒是
   A. F 质粒
   B. Vi 质粒
   C. Col 质粒
   D. R 质粒
   E. 接合性质粒

9. 毒力质粒是
   A. F 质粒
   B. Vi 质粒
   C. Col 质粒
   D. R 质粒
   E. 接合性质粒

10. 编码大肠菌素的质粒是
    A. F 质粒
    B. Vi 质粒
    C. Col 质粒
    D. R 质粒
    E. 接合性质粒

11. 编码细菌性菌毛的质粒是
    A. F 质粒
    B. Vi 质粒
    C. Col 质粒
    D. R 质粒
    E. 接合性质粒

12. H-O 变异属于
    A. 形态结构变异
    B. 菌落变异
    C. 毒力变异
    D. 鞭毛变异
    E. 耐药性变异

13. S-R 变异属于
    A. 形态结构变异
    B. 菌落变异
    C. 毒力变异
    D. 鞭毛变异
    E. 耐药性变异

14. BCG 的制备属于
    A. 形态结构变异
    B. 菌落变异
    C. 毒力变异
    D. 鞭毛变异
    E. 耐药性变异

15. 细菌 L 型属于
    A. 形态结构变异
    B. 菌落变异
    C. 毒力变异
    D. 鞭毛变异
    E. 耐药性变异

16. 以下关于细菌耐药性产生的描述，错误的是
    A. 可通过细菌染色体耐药基因突变
    B. 可通过耐药质粒的转移
    C. 产生一些新的酶类
    D. 产生新的代谢途径
    E. 是一种 SR 变异

（陈珊）

第十六章 细菌的致病性与感染

【知识要点】

一、细菌的致病性

细菌的致病性：是指细菌引起疾病的性能。

1. 细菌的毒力：是指病原菌致病能力的强弱。

(1) 细菌的侵袭力：是指细菌突破机体的防御功能，在机体内定居、繁殖和扩散的能力。

① 荚膜：抗吞噬。

② 黏附素：是细菌致病的首要条件。

③ 侵袭性的酶：胞外酶（如透明质酸酶、血浆凝固酶、链激酶等）。

(2) 细菌的毒素：内毒素与外毒素的区别见表 16-1。

表 16-1　内毒素与外毒素的区别

区别要点	外　毒　素	内　毒　素
来　　源	主要是 G^+ 菌	主要是 G^- 菌
存在部位	菌体外，可和细菌分离	菌体内，是细胞壁成分，只有细菌死亡裂解后才释放
化学成分	蛋白质	脂多糖
稳 定 性	不耐热	耐热
免疫原性	强，可刺激机体可产生抗毒素	弱，不能刺激机体产生抗体
甲醛处理	可脱毒形成类毒素	不能形成类毒素
毒　性	强	较弱
组织器官选择性	有选择性毒害作用	无，各菌的毒性作用大致相同
临床表现	引起特殊症状	引起发热、白细胞反应、微循环障碍、休克、DIC 等

2. 细菌的侵入数量：要足够。

3. 细菌的侵入门户：要适当，不同的病原菌，其感染途径不同。

(1) 呼吸道传播：如结核杆菌。

(2) 消化道传播：如痢疾杆菌。

(3) 皮肤黏膜创伤感染：如破伤风杆菌。

(4) 接触感染：① 直接接触，如布鲁菌；② 间接接触，如沙眼衣原体；③ 性接触，如淋球菌。

(5) 节肢动物媒介感染：如鼠疫杆菌通过鼠蚤传播。

二、感　染

1. 感染的概念：细菌侵入机体后与宿主防御功能相互作用所引起的不同程度的病理过程，称为感染。感染与传染是有区别的。

2. 感染的来源与类型：

(1) 感染的来源：

① 外源性感染：一般为致病菌。

② 内源性感染：一般是正常菌群转为条件致病菌。

(2) 感染的类型：

① 隐性感染：当机体有较强的免疫力时，入侵机体的病原菌毒力较弱、数量不多，病原菌被迅速消灭或部分在机体一定部位生长繁殖，引起轻度病理损害，但机体生理功能无破坏，不出现或仅出现不明显的临床症状，称为隐性感染。

② 显性感染：指机体的免疫力薄弱时，而侵入机体的病原菌毒力强、数量多，则病原菌在机体内生长繁殖，产生毒素，以致使机体组织细胞受到严重损害，生理功能出现紊乱，并出现明显的临床症状，称为显性感染。

(3) 感染的部位：局部感染和全身感染。其中全身感染有：

① 菌血症：病原菌由原发部位一时或间断性侵入血流，但未在血流中生长繁殖，如伤寒早期。

② 败血症：病原菌侵入血流并在其中大量繁殖，产生毒性代谢产物，引起严重的全身中毒症状。

③ 毒血症：病原菌只在局部生长繁殖而不入血，只有产生的外毒素入血，到达易感组织和细胞，引起特殊的中毒症状，如破伤风和白喉。

④ 脓毒血症：化脓性细菌侵入血流后在其中大量繁殖，并随血流扩散到机体其他组织和器官，产生新的化脓性病灶，如金黄色葡萄球菌引起的肝脓肿、肺脓肿等。

3. 带菌状态：在隐性感染或传染痊愈后，病菌在体内继续存在并不断排出体外，分为：健康带菌者和恢复期带菌者。

三、医院感染

1. 医院感染的概念：是指住院患者在医院内获得的感染，包括在住院期间发生的感染和在医院内获得而在出院后发生的感染。

(1) 常见科室：烧伤科、外科、儿科、手术室。

(2) 感染者：住院患者、医护人员、陪护、访问者、门诊患者。住院患者中，凡是有气管插管、多次手术或延长手术时间、留置导尿者以及应用化疗、放疗、免疫抑制剂者和老年患者，均应视为预防医院感染的重点对象。

2. 医院感染的分类：

(1) 内源性感染：指患者在医院内由于某种原因使自身体内的微生物，包括正常菌群和潜伏的致病微生物大量繁殖而导致感染，又称自身感染。

(2) 外源性感染：指患者受到医院内非自身存在的微生物侵袭而发生的感染。外源性感染又可分为交叉感染和环境感染两种类型。

3. 医院感染常见病原体及特点：

(1) 医院感染常见病原体：细菌、支原体、衣原体、病毒、真菌以及寄生虫等，尤其是耐药菌的感染是医院感染的主要病原体。

(2) 医院感染的主要特点为：① 以条件致病菌为主；② 多为多重耐药菌；③ 主要侵犯免疫力低下的宿主；④ 医院感染的微生物种类随抗菌药物的品种及使用年代不同而发生变迁。

4. 医院感染的传播途径：以接触传播为主。① 接触传播；② 直接注入；③ 环境污染；④ 食品和水。

5. 常见的医院感染部位：① 肺部感染；② 尿路感染；③ 伤口感染；④ 皮肤及其他部位感染。

6. 医院感染的诱发因素：① 医院管理方面；② 侵入性（介入性）的诊治手段；③ 化疗与放疗；④ 药物使用（抗生素、肾上腺皮质激素）；⑤ 易感患者增加；⑥ 环境污染严重；⑦ 对探视者未进行必要的限制。

此外，个体之间的年龄（老年人和婴幼儿）、性别（女性易发生尿路感染）、基础疾病（恶性肿瘤、糖尿病等）、不良卫生习惯及精神状态等也是重要原因。

7. 医院感染的预防和控制：① 提高认识，强化管理；② 改进医院建筑与布局；③ 严格执行规章制度；④ 做好消毒与灭菌工作；⑤ 加强医疗废弃物的管理工作；⑥ 采取合理的诊断治疗方法；⑦ 及时控制感染的流行；⑧ 开展医院感染的监测工作；⑨ 改善工作人员的卫生与健康条件。

【课前预习】

一、基础复习

1. 细菌的表面结构、细胞壁、荚膜、鞭毛、菌毛。
2. 消毒灭菌的概念、常用的方法。
3. 细菌耐药性变异。
4. 机体的抗感染免疫包括哪些内容。

二、预习目标

1. 病原菌的致病性与其＿＿＿＿＿＿、侵入的细菌＿＿＿＿＿＿及＿＿＿＿＿＿有密切关系。
2. 细菌菌体的表面结构有＿＿＿＿＿＿＿＿＿＿和＿＿＿＿＿＿＿＿＿＿可参与致病。
3. 细菌感染机体的途径有＿＿＿＿＿＿＿＿＿＿、＿＿＿＿＿＿＿＿＿＿、＿＿＿＿＿＿＿＿＿＿、＿＿＿＿＿＿＿＿＿＿和＿＿＿＿＿＿＿＿＿＿。
4. 感染的来源有＿＿＿＿＿＿＿＿＿＿和＿＿＿＿＿＿＿＿＿＿。
5. 感染的类型有＿＿＿＿＿＿＿＿＿＿、＿＿＿＿＿＿＿＿＿＿和＿＿＿＿＿＿＿＿＿＿。

【课后巩固】

一、名词解释

侵袭性酶　　外毒素　　内毒素　　败血症　　毒血症

二、填空题

1. 细菌侵袭性酶有＿＿＿＿＿＿＿＿＿＿、＿＿＿＿＿＿＿＿＿＿、＿＿＿＿＿＿＿＿＿＿等。

2. 细菌的侵袭力由_____和_____构成。

3. 内毒素是_____的_____中_____成分。

4. 内毒素由_____、_____和_____三部分组成，其毒性部分是_____。

5. 类毒素是由_____经甲醛处理制备而成，可刺激机体产生_____。

6. 抗毒素可由_____或_____刺激机体产生。

7. 依据外毒素的作用机制不同，可将外毒素分为_____、_____和_____。

8. 医院感染的主要对象是_____和_____。

【综合练习】

A1 型题

1. **细菌的毒力取决于细菌的**
   A. 基本结构 　　 B. 特殊结构
   C. 侵袭力和毒素 　 D. 分解代谢产物
   E. 侵入机体的途径

2. **与细菌致病性无关的结构是**
   A. 荚膜 　　　　 B. 菌毛
   C. 异染颗粒 　　 D. 脂多糖
   E. 膜磷壁酸

3. **与致病性无关的细菌代谢产物是**
   A. 毒素 　　　　 B. 血浆凝固酶
   C. 热原质 　　　 D. 细菌素
   E 透明质酸酶

4. **与细菌侵袭力无关的物质是**
   A. 荚膜 　　　　 B. 菌毛
   C. 血浆凝固酶 　 D. 芽胞
   E. 透明质酸酶

5. **具有黏附作用的细菌结构是**
   A. 鞭毛 　　　　 B. 普通菌毛
   C. 质粒 　　　　 D. 性菌毛
   E. 芽胞

6. **金黄色葡萄球菌类似菌毛作用的成分是**
   A. 肽聚糖 　　　 B. 性菌毛
   C. 脂磷壁酸 　　 D. 外膜
   E. 脂蛋白

7. **利于细菌在体内扩散的物质是**
   A. 菌毛 　　　　 B. 荚膜
   C. M 蛋白 　　　 D. 血浆凝固酶
   E. 透明质酸酶

8. **细菌内毒素的成分是**
   A. H 抗原 　　　 B. 肽聚糖
   C. O 抗原 　　　 D. 荚膜多糖
   E. 脂多糖

9. **内毒素的毒性成分是**
   A. 特异性多糖 　 B. 脂多糖
   C. 核心多糖 　　 D. 脂质 A
   E. 脂蛋白

10. **内毒素不具有的毒性作用是**
    A. 食物中毒 　　 B. 发热
    C. 休克 　　　　 D. DIC
    E. 白细胞变化

11. **关于内毒素，下述错误的是**
    A. 来源于革兰氏阴性菌
    B. 能用甲醛脱毒制成类毒素
    C. 其化学成分是脂多糖
    D. 性质稳定，耐热
    E. 只有当菌体死亡裂解后才释放出来

12. **关于外毒素，下述错误的是**
    A. 多由革兰氏阳性菌产生
    B. 化学成分是蛋白质
    C. 耐热，使用高压蒸汽灭菌法仍不能

将其破坏

D．经甲醛处理可制备成类毒素

E．可刺激机体产生抗毒素

13. 外毒素的特点之一是

A．多由革兰氏阴性菌产生

B．可制备成类毒素

C．多为细菌裂解后释放

D．化学组成是脂多糖

E．耐热

14. 抗毒素

A．为外毒素经甲醛处理后获得

B．可中和游离外毒素的毒性作用

C．可中和与易感细胞结合的外毒素的毒性作用

D．可中和细菌内毒素的毒性作用

E．B 和 C

15. 类毒素是

A．抗毒素经甲醛处理后的物质

B．内毒素经甲醛处理后脱毒而保持免疫原性的物质

C．外毒素经甲醛处理后脱毒而保持免疫原性的物质

D．细菌素经甲醛处理后的物质

E．外毒素经甲醛处理后脱毒并改变了免疫原性的物质

16. 带菌者是指

A．体内带有正常菌群者

B．病原菌潜伏在体内，不向体外排菌者

C．体内带有条件致病菌者

D．临床症状消失，但体内病原菌未被彻底清除，又不断向体外排菌者

E．感染后，临床症状明显，并可传染他人者

17. 病原菌在机体局部繁殖，不侵入血流，只是其毒素入血，引起特殊的中毒症状，称为

A．菌血症　　　　B．毒血症

C．败血症　　　　D．脓毒血症

E．病毒血症

18. 病原菌侵入血流，并大量生长繁殖，产生毒性产物，引起严重的全身中毒症状，称为

A．菌血症　　　　B．毒血症

C．败血症　　　　D．脓毒血症

E．病毒血症

19. 化脓性球菌侵入血液后在其中大量繁殖，又到其他脏器引起化脓性病灶，称为

A．菌血症　　　　B．毒血症

C．败血症　　　　D．脓毒血症

E．病毒血症

（陈珊）

第十七章　病原性球菌

【知识要点】

对人致病的病原性球菌主要包括葡萄球菌属、链球菌属、肺炎链球菌和奈瑟菌属。

一、葡萄球菌属

1. 主要生物学性状:

(1) 形态染色:革兰氏阳性,球形,排列呈葡萄串状。

(2) 培养特性:营养要求不高,血平板上形成溶血环,耐高盐。

(3) 分类:根据生化反应和产生的色素不同分类,见表 17-1。

表 17-1　几种葡萄球菌的比较

性　状	金黄色葡萄球菌	表皮葡萄球菌	腐生葡萄球菌
色素	金黄色	白色	白色或柠檬色
血浆凝固酶	阳性	阴性	阴性
溶血毒素	阳性	阴性	阴性
致病力	强	弱	无

(4) 抵抗力:

· 四耐:耐干燥、耐高温、耐高盐、耐药性。

· 两敏:对化学消毒剂敏感、抗生素敏感

(5) 抗原构造:葡萄球菌 A 蛋白（SPA）,这是存在于金黄色葡萄球菌细胞壁表面的一种表面抗原,SPA 与 IgG 的 Fc 段结合,IgG 的 Fab 段仍能与相应抗原发生特异性结合而使菌体凝集出现协同凝集反应,SPA 还具有抗吞噬作用。

2. 葡萄球菌的致病性:

(1) 致病物质:

① 血浆凝固酶:能使人或家兔血浆发生凝固,有抗吞噬作用,使感染病灶局限化。所以病灶的特点表现为:与周围正常组织界限清楚,不易扩散,脓汁黏稠。

② 葡萄球菌溶血素:有溶血作用,还能杀伤白细胞、血小板等。

③ 杀白细胞素:能破坏中性粒细胞和巨噬细胞,增强细菌的致病力。

④ 肠毒素:能引起急性胃肠炎。

⑤ 表皮剥脱毒素:使表皮与真皮脱离,引起剥脱性皮炎。

⑥ 毒性休克综合征毒素 1（TSST-1）:能引起毒性休克综合征（TSS）。

(2) 所致疾病:① 化脓性炎症;② 食物中毒;③ 假膜性肠炎;④ 烫伤样皮肤综合征;

⑤ 毒性休克综合征。

二、链球菌属

1. 主要生物学性状：

(1) 形态染色：革兰氏染色阳性，呈链状排列。

(2) 培养：营养要求较高，需在血或血清的培养基中才能生长。在血平板上不同菌株有不同的溶血现象。

(3) 分类：

① 根据溶血现象分类：见表17-2。

表 17-2　几种链球菌的特性比较

性　状	甲型/草绿色链球菌	乙型/溶血性链球菌	丙型/非溶血性链球菌
菌落周围溶血环	狭窄，草绿色，溶血不全	宽，透明，溶血完全	无溶血环
致病力	弱，条件致病菌	强	无

② 根据C抗原不同可将乙型溶血性链球菌分为20个血清群，对人类致病多为A群。

(4) 抵抗力：较弱，青霉素是首选药物，很少产生耐药性。

2. 致病性：

(1) 致病物质：① 菌体表面结构（脂磷壁酸、M蛋白）；② 外毒素（致热外毒素、链球菌溶血素O）；③ 侵袭性酶类（透明质酸酶、链激酶和链道酶），其病灶特点是，与周围界限不清，有扩散的趋势，脓汁稀薄，带血色。

(2) 所致疾病：① 化脓性炎症；② 猩红热；③ 链球菌感染后引起的变态反应性疾病（急性肾小球肾炎、风湿热）。

3. 血清学试验——抗O试验：

(1) 原理：已知SLO（Ag）查患者血清中的抗体。

(2) 用途：辅助诊断链球菌感染引起的风湿热和急性肾小球肾炎。

三、肺炎链球菌

1. 生物学性状：

(1) 革兰氏阳性，常成双排列，可形成荚膜。

(2) 培养：营养要求高，在血平板上菌落与甲型链球菌相似，能产生自溶酶，培养时间长可形成脐状菌落。

2. 致病性：致病物质主要是荚膜；所致疾病主要为大叶性肺炎。

四、奈瑟菌属

对人致病的奈瑟菌属主要有脑膜炎奈瑟菌、淋病奈瑟菌。

1. 主要生物学性状：

(1) 革兰氏染色阴性，成双排列。

(2) 培养：营养要求较高,常用巧克力培养基培养,初次分离培养需提供5%~10%的CO_2。

(3) 抵抗力：抵抗力弱。

2. 致病性：

(1) 致病物质：① 脑膜炎奈瑟菌是内毒素、菌毛和荚膜；② 淋病奈瑟菌是菌毛、外膜蛋白等。

(2) 所致疾病：

① 脑膜炎奈瑟菌：经呼吸道可引起流行性脑脊髓膜炎（流脑）。临床表现：剧烈头痛、喷射状呕吐、颈项强直、脑膜刺激征，严重肾上腺出血、DIC 死亡。

② 淋病奈瑟菌：可引起泌尿生殖系统感染（淋病主要表现为生殖器处脓性分泌物）、新生儿眼淋病。

【课前预习】

一、基础复习

1. 细菌的形态。

2. 革兰氏染色将细菌分为革兰氏阳性和革兰氏阴性。

3. 细菌的致病物质。

二、预习目标

1. 可引起食物中毒的化脓性球菌为_____；引起亚急性细菌性心内膜炎的是_____；引起大叶性肺炎的是_____；引起风湿热和急性肾小球肾炎的是_____。

2. 脑膜炎球菌经_____引起_____；淋球菌经_____传播引起_____。

【课后巩固】

一、名词解释

葡萄球菌 A 蛋白　　抗 O 试验　　凝固酶

二、填空题

1. 葡萄球菌能抗吞噬是因其有_____和_____。

2. 葡萄球菌的分类依据是_____和_____。

3. SPA 的生物学活性是指可与_____分子的_____段非特异性结合。

4. 奈瑟菌属包括_____和_____。

5. _____试验阳性是致病性葡萄球菌的重要标志。

6. 成双排列的球菌有_____、_____和_____。

7. 葡萄球菌所致疾病主要有侵袭性疾病和毒素性疾病两大类，其中毒素性疾病主要包括_____、_____、_____和_____。

8. 产生 IgA1 蛋白酶的球菌除淋病奈瑟菌外，还有_____。

9. 按溶血现象，链球菌可分为_____、_____和_____三大类。

10. 在鉴别甲型溶血性链球菌与肺炎球菌时常做_____和_____试验。

11. 脑膜炎奈瑟菌的致病因素有＿＿＿＿＿＿＿＿、＿＿＿＿＿＿＿＿和＿＿＿＿＿＿＿＿。

12. 脑膜炎奈瑟菌的形态呈＿＿＿＿＿＿＿＿，在患者脑脊液中多位于＿＿＿＿＿＿细胞内，革兰氏染色＿＿＿＿。

13. 淋病奈瑟菌主要以＿＿＿＿＿＿＿＿＿＿方式传播，引起＿＿＿＿＿＿＿＿。

14. 链球菌感染易于扩散，其原因是该菌能产生＿＿＿＿、＿＿＿＿＿＿和＿＿＿＿所致。

【综合练习】

A1 型题

1. 革兰氏阴性化脓性球菌是
　A．金黄色葡萄球菌　　B．甲型链球菌
　C．乙型链球菌　　　　D．肺炎链球菌
　E．脑膜炎奈瑟菌

2. 葡萄球菌的生物学性状不包括
　A．革兰氏染色阳性
　B．由透明质酸组成的荚膜
　C．无鞭毛
　D．可产生脂溶性色素
　E．不形成芽胞

3. 葡萄球菌 A 蛋白（SPA）的特点是
　A．直接杀伤巨噬细胞
　B．中和肠毒素
　C．金黄色葡萄球菌均有 SPA
　D．能与抗体 IgG 的 Fab 段结合
　E．能与抗体 IgG 的 Fc 段结合

4. 血浆凝固酶可以
　A．促进细菌在体内扩散
　B．由表皮葡萄球菌产生
　C．增强细菌抗吞噬能力
　D．与抗体 IgG 的 Fc 段非特异性结合
　E．水解透明质酸

5. 金黄色葡萄球菌的致病因素不包括
　A．溶血素　　　　B．血浆凝固酶
　C．肠毒素　　　　D．菌毛
　E．表皮剥脱毒素

6. 致病性葡萄球菌的重要鉴定依据不包括
　A．金黄色色素　　B．血平板上溶血
　C．凝固酶阳性　　D．耐热核酸酶阳性

　E．发酵菊糖

7. 金黄色葡萄球菌引起的毒素性疾病不包括
　A．肉毒中毒
　B．烫伤样皮肤综合征
　C．菌群失调性肠炎
　D．毒性休克综合征
　E．食物中毒

8. 关于金黄色葡萄球菌，下列说法错误的是
　A．引起局部化脓性感染时病变比较局限
　B．耐盐性强
　C．在血平板上形成完全透明的溶血环
　D．不易产生耐药性，抵抗力强
　E．革兰氏染色阳性

9. 使金黄色葡萄球菌在血平板上产生透明溶血环的原因是
　A．血浆凝固酶　　B．杀白细胞素
　C．溶血素　　　　D．透明质酸酶
　E．溶菌酶

10. 使金黄色葡萄球菌感染局限化的原因是
　A．血浆凝固酶　　B．杀白细胞素
　C．溶血素　　　　D．透明质酸酶
　E．溶菌酶

11. 乙型溶血性链球菌的致病物质不包括
　A．肠毒素　　　　B．M 蛋白
　C．溶血素 O　　　D．透明质酸酶
　E．致热外毒素

12. 链球菌中主要的致病菌是
　A．C 群链球菌　　B．A 群链球菌
　C．D 群链球菌　　D．B 群链球菌

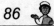

E. E 群链球菌

13. 乙型溶血性链球菌引起的疾病不包括
    A. 猩红热
    B. 亚急性细菌性心内膜炎
    C. 中耳炎
    D. 风湿热
    E. 肾小球肾炎

14. 抗链 O 试验检测的是
    A. M 蛋白　　　　　　B. 溶血素 O
    C. 溶血素 S　　　　　D. 抗溶血素 O
    E. 抗溶血素 S

15. 治疗链球菌感染首选的抗生素是
    A. 小檗碱　　　　　　B. 氯霉素
    C. 利福平　　　　　　D. 青霉素
    E. 异烟肼

16. 引起烫伤样皮肤综合征的微生物是
    A. 回归热螺旋体　　　B. 衣原体
    C. 产气荚膜梭菌　　　D. 肺炎链球菌
    E. 金黄色葡萄球菌

17. 可增强链球菌扩散能力的致病物质是
    A. 血浆凝固酶　　　　B. 红疹毒素
    C. M 蛋白　　　　　　D. 多糖抗原
    E. 透明质酸酶

18. 风湿热的辅助诊断应采用
    A. 细菌培养　　　　　B. OT 试验
    C. 抗链 O 试验　　　 D. 肥达反应
    E. 外-斐反应

19. 链球菌感染后引起的超敏反应性疾病是
    A. 产褥热　　　　　　B. 风湿热
    C. 猩红热　　　　　　D. 波浪热
    E. 以上都不是

20. 肺炎链球菌的主要致病物质是
    A. 脂多糖　　　　　　B. SPA
    C. 荚膜　　　　　　　D. M 蛋白
    E. 杀白细胞素

21. 能产生自溶酶的细菌是
    A. 葡萄球菌　　　　　B. 链球菌
    C. 伤寒沙门菌　　　　D. 肺炎链球菌
    E. 脑膜炎奈瑟菌

22. 可形成脐状菌落的细菌是
    A. 葡萄球菌　　　　　B. 链球菌
    C. 伤寒沙门菌　　　　D. 肺炎链球菌
    E. 百日咳杆菌

23. 脑膜炎奈瑟菌的主要致病物质是
    A. 荚膜　　　　　　　B. 菌毛
    C. 内毒素　　　　　　D. 自溶酶
    E. 红疹毒素

24. 培养脑膜炎奈瑟菌应选用
    A. 庖肉培养基　　　　B. 柯氏培养基
    C. 罗氏培养基　　　　D. 巧克力培养基
    E. 牛乳培养基

25. 脑膜炎奈瑟菌感染治疗应首选
    A. 氯霉素　　　　　　B. 磺胺
    C. 链霉素　　　　　　D. 庆大霉素
    E. 克林霉素

26. 下述哪项不是脑膜炎球菌的主要特点
    A. G⁻肾形双球菌
    B. 专性需氧，普通培养基上不能生长
    C. 标本直接涂片，细菌可位于中性粒
       细胞内
    D. 对理化因素抵抗力很低
    E. 对青霉素不敏感

27. 检测淋病奈瑟菌时，应采集的标本是
    A. 泌尿生殖道的脓性分泌物
    B. 皮肤的出血瘀斑渗出物
    C. 脑脊液
    D. 呕吐物或剩余食物
    E. 伤口坏死组织或渗出物

28. 以下关于淋病奈瑟菌的叙述，错误的是
    A. G⁻肾形双球菌
    B. 人是本菌的唯一宿主
    C. 通过性接触传播
    D. 新生儿可经产道感染
    E. 女性感染者比男性严重

29. 常见的引起脓毒血症的是
    A. 葡萄球菌　　　　　B. 链球菌
    C. 肺炎链球菌　　　　D. 脑膜炎球菌

E. 淋病奈瑟菌

30. 寄生在人体内有荚膜，经过人工培养后荚膜消失的是

    A. 葡萄球菌　　　B. 链球菌

    C. 肺炎链球菌　　D. 脑膜炎球菌

    E. 淋病奈瑟菌

31. 金黄色葡萄球菌和链球菌均可产生

    A. 血浆凝固酶　　B. 透明质酸酶

    C. 溶血素　　　　D. M 蛋白

    E. 自溶酶

32. 葡萄球菌和链球菌均不产生

    A. 血浆凝固酶　　B. 透明质酸酶

    C. 溶血素　　　　D. M 蛋白

    E. 自溶酶

A2 型题

1. 男性，22 岁，因高热、咳嗽 5 天急诊入院。患者 5 天前洗澡受凉后出现寒战，体温高达 40 ℃，伴咳嗽、咳痰，痰少呈铁锈色，无痰中带血，无胸痛。口服先锋霉素 VI 及止咳、退热剂 3 天后不见好转，体温仍波动于 38.5 ~ 40 ℃。急性热病容，神志清楚，无皮疹，浅表淋巴结无肿大，巩膜无黄染，咽(−)，气管居中。左中上肺叩浊音，语颤增强，可闻湿性啰音，叩诊心界不大，心率 100 次/min，律齐，无杂音。腹平软，肝脾未及，病理反射未引出。实验室检查：Hb 140 g/L，WBC $12×10^9$/L，N 82%，L 18%，PLT $180×10^9$/L；尿常规(−)；粪便常规(−)，初步诊断为大叶性肺炎。该病原体的主要致病物质是

    A. 荚膜　　　　　B. 脂质

    C. 鞭毛　　　　　D. 内毒素

    E. 菌毛

2. 一名 5 岁女孩因高热、意识模糊而入院，查体发现病孩面色苍白，昏迷，时有惊厥，两瞳孔不等大，呼吸微弱，粪检有脓细胞 4 个，白细胞数 $16×10^9$/L，脑脊液正常。常规粪便培养发现有革兰氏阴性杆菌，无动力。临床诊断为中毒性痢疾。该女孩所感染病原体的主要致病物质是

    A. 芽胞　　　　　B. 鞭毛

    C. 菌毛　　　　　D. 内毒素

    E. 外毒素

3. 一青年近 3 天咳嗽，高热 39 ℃，铁锈色痰，WBC $18.5×10^9$/L，X 线胸片发现右肺中叶有大片阴影，临床诊断为大叶性肺炎，请问该致病菌可能是

    A. 金黄色葡萄球菌　　B. 链球菌

    C. 淋球菌　　　　　　D. 脑膜炎双球菌

    E. 肺炎双球菌

4. 一男性青年发热休克，3 天前开始头痛入院，当日意识不清，昏迷，体温 41 ℃，血压 70/30 mmHg，躯干皮肤出现红色斑点。用药后血压仍继续下降，第 3 天死亡。血培养发现革兰氏阴性肾形双球菌生长。请问该病原菌的主要致病物质为

    A. 荚膜　　　　　　B. 菌毛

    C. 外毒素　　　　　D. 内毒素

    E. 芽胞

5. 女孩 6 岁，发热，体检咽部红肿，有颈强直，腹部有皮疹，有脑膜刺激症状，腰穿有脓性脑脊液，WBC 升高，但未培养出脑膜炎奈瑟菌，未接种过流脑疫苗。临床诊断为脑膜炎，请问下列哪种细菌可能引起本病

    A. 脑膜炎奈瑟菌　　B. 结核杆菌

    C. B 群链球菌　　　D. 新型隐球菌

    E. 金黄色葡萄球菌

6. 患者，20 岁男青年，因高热、休克、败血症死亡，尸体解剖心血培养发现有革兰氏阳性矛头状双球菌生长，肺部有炎症改变，该细菌可能是

    A. 溶血性链球菌

    B. 脑膜炎奈瑟菌

    C. 痢疾杆菌

D．肺炎链球菌

E．金黄色葡萄球菌

7．疑似败血症患者，经血培养，在血平板上长出带 A 溶血环的灰色小菌落，染色镜检为 G⁺ 链球菌，胆汁溶解试验阳性，该细菌可能是

A．甲型溶血性链球菌

B．肺炎链球菌

C．丙型链球菌

D．乙型溶血性链球菌

E．肠球菌

8．患者，男，25 岁，扁桃体摘除术后，出现发热、心力衰竭症状。经血培养，在血平板上有草绿色溶血环的小菌落，镜检为革兰阳性链状球菌。诊断为亚急性心内膜炎，该细菌来自何处

A．皮肤　　　　　B．结肠

C．鼻咽腔　　　　D．尿道

E．眼结膜

9．患者，女，23 岁，月经三天突发高热、休克入院。查体腹部无压痛，皮肤未见皮疹和明显感染，阴道有脓性分泌物，培养发现革兰氏阳性葡萄球状排列的球菌，凝固酶阳性，血液、尿液培养阴性。可能是以下哪种感染

A．急性盆腔炎

B．急性尿道炎

C．丹毒

D．皮肤烫伤综合征

E．中毒性休克综合征

10．某校多名学生在食堂进餐后数小时出现恶心、呕吐症状。取剩余食物作细菌培养，培养物可分解甘露醇。你认为此菌的其他特点是

A．抗链 O 试验阳性

B．致病物质有血浆凝固酶

C．能产生自溶酶

D．人是其唯一宿主

E．可形成双层溶血环

11．某患者头痛剧烈，喷射性呕吐，皮肤出血性瘀斑，查脑膜刺激征(+)。培养此病原菌应选用

A．罗氏培养基

B．沙保弱培养基

C．巧克力培养基

D．吕氏培养基

E．柯氏培养基

12．自鼻咽拭子中分离出一株细菌，其菌落周围有草绿色溶血环，胆汁溶菌试验阳性，最可能是哪一种细菌

A．乙型链球菌

B．甲型链球菌

C．铜绿假单胞菌

D．副溶血性弧菌

E．肺炎球菌

13．肺炎患者的痰标本为铁锈色，应考虑下列何种细菌感染

A．肺炎球菌

B．金黄色葡萄球菌

C．化脓性链球菌

D．肺炎克雷伯菌

E．铜绿假单胞菌

14．肺炎患者的痰标本为黄色、黏稠，应考虑下列何种细菌感染

A．肺炎球菌

B．金黄色葡萄球菌

C．化脓性链球菌

D．肺炎克雷伯菌

E．铜绿假单胞菌

（陈珊）

第十八章 肠道杆菌

【知识要点】

一、肠道杆菌的共性

1. 寄生于人或动物肠道。

2. 多数是肠道的正常菌群，少数为致病菌。

3. 革兰氏阴性杆菌，无芽胞，多数有鞭毛、有菌毛。

4. 生化反应活泼：在肠道选择培养基上形成有色、无色菌落，可用于鉴别是否有致病性。

5. 抗原构造有：菌体抗原（O 抗原）、鞭毛抗原（H 抗原）及表面抗原。

6. 抵抗力：较弱。

二、大肠埃希菌

1. 大肠杆菌与人类的关系：

(1) 具有营养作用。

(2) 生物拮抗作用。

(3) 某些型别致病菌株可引起肠道内感染。

(4) 在卫生细菌学上，大肠杆菌可作为食品、药品、饮用水的卫生监督指标。

2. 所致疾病：

(1) 肠外感染：寄居部位改变时可转化为条件致病菌。

(2) 肠道内感染：某些血清型可引起人类腹泻，称致病性大肠埃希菌，主要有 5 种类型。

① 肠产毒型大肠埃希菌（ETEC）——引起霍乱样腹泻。

② 肠致病型大肠埃希菌（EPEC）——引起婴幼儿腹泻。

③ 肠侵袭型大肠埃希菌（EIEC）——引起菌痢样腹泻。

④ 肠出血型大肠埃希菌（EHEC）——引起溶血性尿毒综合征。

⑤ 肠集聚型大肠埃希菌（EAEC）——引起婴幼儿持续腹泻。

三、志贺菌属

1. 生物学特点：

(1) 志贺菌：无鞭毛，是人类细菌性痢疾的病原菌。

(2) 分类：按 O 抗原构造和生化反应分类。

① A 群——痢疾志贺氏菌（引起症状最重）。

② B 群——福氏志贺菌（我国最常见）。

③ C 群——鲍氏志贺氏菌（我国少见）。

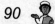

④ D群——宋内志贺菌（症状最轻，常见）。

2. 致病性：

(1) 致病物质：为菌毛、内毒素和外毒素。

(2) 所致疾病——菌痢：在临床上可引起急性细菌性痢疾、中毒性痢疾和慢性细菌性痢疾。其中急性菌痢临床表现为发热、腹痛、腹泻、大便次数明显增多，量极少，黏液脓血便、里急后重。

四、沙门菌属

1. 与人类关系密切的沙门菌：有伤寒、甲型副伤寒、肖氏、希氏、肠炎、猪霍乱、鼠伤寒沙门菌等。

2. 致病性：

(1) 致病物质：包括菌毛、Vi抗原、内毒素和肠毒素。

(2) 所致疾病：

① 伤寒与副伤寒（临床表现：细菌两次入血，持续高热、相对缓脉、肝脾肿大、玫瑰疹、外周血白细胞数下降等）。

② 食物中毒。

③ 败血症。

④ 无症状带菌。

五、变形杆菌属

1. 致病特点：为条件致病菌，是医院性感染的常见病原菌之一。可引起中耳炎、脑膜炎、腹膜炎、败血症和食物中毒等。

2. 具有迁徙生长现象。

3. 外-斐试验：普通变形杆菌的某些菌体抗原与立克次体间有共同抗原，可发生交叉反应，故用以代替立克次体作为抗原与患者血清作凝集试验，以辅助诊断相关的立克次体病（斑疹伤寒和恙虫病）。

【课前预习】

一、基础复习

1. 革兰氏阴性菌的主要致病物质。

2. 细菌的感染途径。

二、预习目标

1. 肠道杆菌是一大群生物学性状相似的_____杆菌，寄生于人和动物的_____，随_____排出体外。

2. 大肠杆菌可引起肠道_____和肠道_____感染。

3. 沙门氏菌可引起_____、_____；志贺菌引起的是_____。

【课后巩固】

一、名词解释

肥达试验 外-斐试验 迁徙生长现象

二、填空题

1. 致腹泻的大肠埃希菌有 5 种类型，分别是_____、_____、_____、_____和_____。

2. 细菌性痢疾的免疫以_____为主，伤寒的免疫以_____为主。

3. 肠道杆菌中的多数非致病菌能分解_____，大多数致病菌与之相反，这种生化反应可作为肠道致病菌和非致病菌的_____依据之一。

4. 伤寒沙门菌死亡后释放的_____可使患者体温_____，外周血液中的白细胞_____。

【综合练习】

A1 型题

1. 可引起人类肠外感染的大肠埃希菌是
   A．条件致病菌
   B．肠产毒型大肠埃希菌
   C．肠致病型大肠埃希菌
   D．肠侵袭型大肠埃希菌
   E．肠出血型大肠埃希菌

2. 与立克次体有共同抗原的肠道杆菌是
   A．沙门菌的某些菌株
   B．志贺菌的某些菌株
   C．埃希菌的某些菌株
   D．变形杆菌的某些菌株
   E．克雷伯菌的某些菌株

3. 在致病过程中，引起 2 次菌血症的细菌是
   A．志贺菌　　　　B．伤寒沙门菌
   C．结核分枝杆菌　D．脑膜炎奈瑟菌
   E．肺炎链球菌

4. 无动力的细菌是
   A．变形杆菌　　　B．志贺菌
   C．大肠埃希菌　　D．肠炎沙门菌
   E．伤寒沙门菌

5. 我国卫生细菌学标准规定：每升饮用水中

大肠菌群数不得超过
   A．3 个　　　　　B．5 个
   C．10 个　　　　 D．100 个
   E．50 个

6. 在国内引起细菌性痢疾最常见的病原菌是
   A．痢疾志贺菌 1 型
   B．痢疾志贺菌 2 型
   C．福氏志贺菌
   D．鲍氏志贺菌
   E．宋内志贺菌

7. 伤寒发病 1 周内，进行病原学诊断应选择
   A．尿培养　　　　B．粪便培养
   C．血培养　　　　D．胆汁培养
   E．呕吐物培养

8. 肠道杆菌没有哪一种抗原
   A．M 抗原　　　　B．H 抗原
   C．O 抗原　　　　D．K 抗原
   E．Vi 抗原

9. 以下关于肠道杆菌的叙述，不正确的是
   A．皆不形成芽胞
   B．皆为革兰氏阴性杆菌

C．生化反应活泼

D．肠道致病菌一般可分解乳糖

E．抵抗力不强

10．呈迁徙生长的细菌是

A．变形杆菌 　　　B．志贺菌

C．大肠埃希菌 　　D．肠炎沙门菌

E．伤寒沙门菌

11．肠道杆菌不形成的是

A．鞭毛 　　　　　B．芽胞

C．菌毛 　　　　　D．荚膜

E．肠毒素

12．肠道杆菌的 H 抗原存在于

A．鞭毛 　　　　　B．芽胞

C．菌毛 　　　　　D．荚膜

E．肠毒素

A2 型题

1．某患者因近 3 天腹泻、腹痛前来就诊，自述有里急后重感，大便内有脓血，疑似痢疾。试问痢疾志贺菌的主要致病物质为

A．内毒素 　　　　B．细胞毒素

C．神经毒素 　　　D．肠毒素

E．菌毛

2．男性患者，30 岁，连续发热 39 ℃，8 天，脾大。白细胞数低于正常值，中性粒细胞 0.56/L，淋巴细胞 0.43/L。相对脉缓，病前一直参加抗洪抢险，他最可能患的疾病是

A．伤寒 　　　　　B．斑疹伤寒

C．疟疾 　　　　　D．流行性感冒

E．脑膜炎

3．一女性患者，28 岁，农民，急性腹泻 2 天，每天腹泻 10 余次，脓血便伴有黏液，有里急后重感，腹疼，肠鸣音亢进。体温 38.5 ℃，白细胞升高。粪便常规镜检，脓细胞满视野，红细胞（少许或++），未发现阿米巴原虫，你认为患者最大可能是

A．伤寒

B．胃肠型流行性感冒

C．急性细菌性痢疾

D．致病性大肠埃希菌感染

E．食物中毒

A3/A4 型题

（1～4 题共用题干）

患者张某，持续发热 8 天，平均 39.5 ℃，食欲减退。相对脉缓，表情淡漠、反应迟钝等神经系统中毒症状。脾大，肋缘下 1 cm。胸部、背部出现淡红色玫瑰疹，白细胞 $4.3 \times 10^9/L$。

1．该患者可能被哪种病原菌感染

A．葡萄球菌

B．乙型溶血性链球菌

C．伤寒沙门菌

D．破伤风芽胞梭菌

E．致病性大肠埃希菌

2．现在作病原学检查，应采集什么标本

A．痰液 　　　　　B．血液

C．尿液和粪便 　　D．脑脊液

E．呕吐物

3．在护理工作中应防止什么情况发生

A．不配合治疗

B．超敏反应

C．肠穿孔

D．排泄物污染同室患者

E．治疗不彻底

4．可选用的检查方法不包括

A．细菌培养

B．查抗体

C．粪便直接涂片

D．DNA 探针技术

E．SPA 协同凝集试验

（5～6 题共用题干）

患者，女，42 岁。于前日参加聚餐，昨日感到不适，今晨起发热、腹痛，水样腹泻，至下午就诊时已腹泻 6 次。第 4 次腹泻量不多，但大便中有黏液样物质，色红；第 5 次想大便，但无粪便排出，第 6 次拉出一点黏液和血。

5. 请问最可能引起该疾病的病原体及主要致病物质是
   A. 肠产毒素性大肠埃希菌，肠毒素
   B. 鼠伤寒沙门菌，肠毒素
   C. 福氏志贺菌，内毒素
   D. 痢疾志贺菌，志贺毒素
   E. 金黄色葡萄球菌，肠毒素

6. 对上述患者进行微生物学检查，应采取何种标本
   A. 血液　　　　　B. 粪便
   C. 尿液　　　　　D. 胆汁
   E. 痰液

（7～8 题共用题干）

患者，男，21 岁，因发热、畏寒、倦怠、头晕 7 天入院，入院时体温 39.5 ℃，脉搏 88 次/min，呼吸 28 次/min，舌尖红，苔黄厚腻，心肺(－)，肝肋下一指有轻度触痛，脾在肋下 2 cm，白细胞数偏低。入院后 2 天，右下胸出现淡红色皮疹数个。

7. 请问患者最可能患有何种疾病，由何种病原体感染引起
   A. 出血性结肠炎，肠出血性大肠埃希菌
   B. 急性胃肠炎，鼠伤寒沙门菌
   C. 甲肝（甲型肝炎）
   D. 伤寒沙门菌，肠热症
   E. 细菌性痢疾，福氏志贺菌

8. 患者血液标本中检出革兰氏阴性中等大小杆菌，不分解乳糖，该病原体可能具有
   A. 志贺毒素　　　　　B. Vi 抗原
   C. O139 抗原　　　　D. 尿素酶
   E. K 抗原

（陈珊）

第十九章　厌氧性细菌

【知识要点】

一、厌氧芽胞梭菌

1. 破伤风芽胞梭菌：

(1) 形态特征：菌体细长的革兰氏阳性杆菌。有周身鞭毛，一端有圆形的芽胞，形似鼓槌状，是该菌的典型特征。

(2) 致病条件：深而狭窄的伤口、混有泥土和异物、组织缺血坏死及混合感染。

(3) 感染途径：成人经创伤，新生儿经脐带。

(4) 致病机制：致病物质外毒素（属神经毒素，毒性极强）选择作用于中枢神经和脊髓前角运动神经细胞，有高度的亲和力，能与抑制性神经细胞突触末端的胆碱酯酶结合，阻断神经元之间抑制性冲动的传导，引起骨骼肌痉挛性收缩。

(5) 临床表现：① 典型症状是咀嚼肌痉挛所致的牙关紧闭、苦笑面容；② 颈部、躯干及四肢肌肉痉挛导致的角弓反张；③ 呼吸困难，面部发绀，可因窒息而死亡。

(6) 防治原则：

① 对易感人群注射破伤风类毒素（或百白破三联疫苗）进行预防接种。

② 对伤口深、窄、小、伴有泥土污染或局部组织坏死者，用 2.5% 的碘酒或 3% 的双氧水正确处理伤口，及时清创和扩创，防止厌氧微环境的形成，这是重要的非特异性预防措施。

③ 对伤口深、窄、小、伴有泥土污染或局部组织坏死者，应注射破伤风抗毒素（TAT）紧急预防和治疗，注射前必须作皮试，皮试(−)者注射 1500～3000 单位；皮试(＋)者则采用脱敏疗法。

④ 针对伤口局部细菌，使用抗生素，如青霉素类。

⑤ 对症治疗：镇静、解痉以减轻患者的痛苦和预防患者因呼吸肌痉挛而窒息死亡。

2. 产气荚膜梭菌：

(1) 形态特征：革兰氏阳性粗大杆菌，有芽胞和荚膜。

(2) 培养特性：在血琼脂平板上，菌落周围出现双层溶血环，又称靶形溶血环。在牛乳培养基中，因分解乳糖产酸，使酪蛋白凝固并产生大量气体冲击凝固的酪蛋白呈蜂窝状，称为"汹涌发酵"。

(3) 致病物质：产气荚膜梭菌能产生多种外毒素和侵袭性酶。

(4) 致病条件：基本同破伤风。

(5) 所致疾病：主要引起气性坏疽，还可引起食物中毒和坏死性肠炎。

3. 肉毒梭菌：

(1) 形态特征：革兰氏阳性粗大杆菌，无荚膜，有鞭毛；有芽胞呈椭圆形。

(2) 致病物质：致病物质为肉毒毒素，此毒素是目前已知毒素中毒性最强的一种外毒素，为嗜神经毒素。经消化道感染。

(3) 致病机制：肉毒毒素能抑制神经-肌肉接头处神经介质"乙酰胆碱"的释放，影响神经冲动传递，导致肌肉松弛性麻痹（软瘫）。

(4) 所致疾病：食物中毒、婴儿肉毒病。

以上三种有芽胞的厌氧菌的比较见表 19-1。

表 19-1　三种有芽胞的厌氧菌的比较

细　菌	致病物质	致病机理	所致疾病
破伤风梭菌	破伤风痉挛毒素	毒素进入 CNS，阻止抑制性神经介质的释放，造成强直性痉挛（受刺激时伸肌与屈肌同时强烈收缩，肌肉强直痉挛）	破伤风
产气荚膜梭菌	外毒素和胞外酶 肠毒素	① 酶→周围组织，感染发酵多种糖类→气体→气肿 ② α 毒素→血管通透性↑→影响血供→组织坏死 ③ 毒素入血→毒血症 ④ 肠毒素→破坏膜离子运输功能，改变膜的通透性→腹泻	气性坏疽 食物中毒
肉毒梭菌	肉毒毒素	抑制乙酰胆碱释放，弛缓性麻痹	食物中毒 婴儿肉毒病

二、无芽胞厌氧菌

无芽胞厌氧菌为人体正常菌。要致病需转化成条件致病菌。

1. 致病条件：

(1) 因手术、拔牙、肠穿孔等原因，使屏障作用受损，致细菌侵入非正常寄居部位。

(2) 长期应用抗生素治疗使正常菌群失调。

(3) 机体免疫力减退。

(4) 局部组织供血不足、组织坏死或有异物及需氧菌混合感染，形成局部组织厌氧微环境。

2. 感染特征：

(1) 脓液和分泌物黏稠带有恶臭，有时有气体。

(2) 无菌操作采集的脓液、分泌物等，直接涂片可查见细菌，但常规培养分离不到细菌。

(3) 与组织坏死和深部脓肿相关的感染部位可遍及全身，多呈慢性经过。

(4) 长期使用氨基糖苷类抗生素（链霉素、卡那霉素、庆大霉素等）治疗无效。

3. 防治原则：

(1) 防止寄居部位改变。

(2) 注意清洗伤口：去除坏死组织和异物；引流、维持和重建局部良好的血液循坏等。

(3) 正确选用抗生素：治疗时应对临床分离株进行药物敏感性测定，正确指导选用药物进行治疗。

【课前预习】

一、基础复习

1. 细菌的分类。

2. 革兰氏阳性细菌的致病作用；外毒素的组成。

3. 全身感染的种类；破伤风引起的症状。

二、预习目标

1. 有芽胞的厌氧菌包括：＿＿＿＿＿＿＿＿、＿＿＿＿＿＿＿＿＿和＿＿＿＿＿＿＿＿＿＿。

2. 破伤风梭菌经＿＿＿＿＿＿＿＿＿感染引起＿＿＿＿＿＿＿＿；产气荚膜梭菌经创伤感染引起＿＿＿＿＿＿＿＿，经消化道引起＿＿＿＿＿＿＿＿＿和＿＿＿＿＿＿＿＿＿＿；肉毒梭菌经＿＿＿＿＿＿＿＿＿＿引起肉毒中毒。

【课后巩固】

一、名词解释

厌氧性细菌　　汹涌发酵

二、填空题

1. 破伤风的感染条件是＿＿＿＿＿＿＿＿、＿＿＿＿＿＿＿＿和＿＿＿＿＿＿＿＿。

2. 破伤风梭菌的芽胞呈圆形，位于菌体＿＿＿＿＿＿，其直径＿＿＿＿＿＿＿菌体宽度。

3. 破伤风类毒素是破伤风外毒素经＿＿＿＿＿＿＿＿＿＿＿＿＿处理后，使＿＿＿＿＿＿＿＿消失,保留完整的＿＿＿＿＿＿＿＿而制成的生物制品。

4. 破伤风患者的治疗应给予注射＿＿＿＿＿＿＿＿＿中和游离的外毒素，同时注射大剂量＿＿＿＿＿＿＿＿以杀死破伤风梭菌的繁殖体。

5. 注射破伤风类毒素进行预防接种，主要对象是＿＿＿＿＿＿、＿＿＿＿＿＿＿和＿＿＿＿＿＿＿＿＿。

6. 产气荚膜梭菌引起的主要疾病有＿＿＿＿＿＿＿＿、＿＿＿＿＿＿＿和＿＿＿＿＿＿＿。

7. 目前已知毒性最强的生物毒素是＿＿＿＿＿＿＿＿＿＿＿＿。

8. 肉毒梭菌的致病物质是＿＿＿＿＿＿＿＿＿＿＿，可导致肌肉＿＿＿＿＿＿＿型麻痹。

9. 无芽胞厌氧菌大多数是人体的＿＿＿＿＿＿＿＿，多引起＿＿＿＿＿＿感染。

10. 在无芽胞厌氧菌感染中，以＿＿＿＿＿＿＿＿＿＿＿最常见，临床分离的厌氧菌 70%～80% 是该菌。

【综合练习】

A1 型题

1. **长期使用抗生素易引起**
   A．无芽胞厌氧菌感染
   B．厌氧芽胞杆菌感染
   C．病毒感染
   D．缺陷病毒感染
   E．梅毒螺旋体感染

2. 破伤风梭菌主要引起
   A. 菌血症　　　B. 败血症
   C. 毒血症　　　D. 脓毒血症
   E. 病毒血症

3. 破伤风梭菌的致病机制是
   A. 破伤风梭菌通过血流侵入中枢神经
      系统大量增殖致病
   B. 破伤风痉挛毒素侵入中枢神经系统致病
   C. 破伤风溶血毒素侵入中枢神经系统致病
   D. 破伤风梭菌产生内毒素引起休克
   E. 破伤风梭菌产生内毒素侵入中枢神
      经系统致病

4. 注射 TAT 的目的是
   A. 对易感人群进行预防接种
   B. 对可疑破伤风患者进行治疗及紧急预防
   C. 杀灭伤口中繁殖的破伤风梭菌
   D. 主要用于儿童的预防接种
   E. 中和与神经细胞结合的毒素

5. 可以引起食物中毒的病原菌是
   A. 炭疽杆菌
   B. 破伤风梭菌
   C. 脆弱类杆菌
   D. 产气荚膜梭菌
   E. 产黑色素杆菌

6. 引起气性坏疽的病原体是
   A. 炭疽杆菌
   B. 变形杆菌
   C. 产气肠杆菌
   D. 鼠疫耶尔森菌
   E. 产气荚膜梭菌

7. 疱肉培养基可用于培养
   A. 枯草杆菌
   B. 炭疽杆菌
   C. 百日咳杆菌
   D. 产气荚膜梭菌
   E. 流感嗜血杆菌

8. 目前已知的细菌毒素中毒性最强的是
   A. 破伤风痉挛毒素
   B. 金黄色葡萄球菌肠毒素
   C. 霍乱肠毒素
   D. 肉毒毒素
   E. 志贺毒素

9. 肉毒梭菌引起的食物中毒症状主要表现在
   A. 消化系统　　B. 呼吸系统
   C. 神经系统　　D. 泌尿系统
   E. 循环系统

10. 正常情况下，无芽胞厌氧菌不存在的部位是
    A. 子宫腔　　　B. 尿道
    C. 肠道　　　　D. 阴道
    E. 上呼吸道

11. 在人体肠道正常菌群中，占绝对优势的细
    菌是
    A. 链球菌
    B. 大肠埃希菌
    C. 变形杆菌
    D. 白假丝酵母菌
    E. 无芽胞厌氧菌

12. 符合产气荚膜梭菌的特点是
    A. 细菌呈鼓槌状
    B. 血平板上出现双溶血环
    C. 培养后出现似露滴状菌落
    D. 能产生 β-内酰胺酶
    E. 细菌呈网球拍状

13. 符合破伤风梭菌的特点是
    A. 细菌呈鼓槌状
    B. 血平板上出现双溶血环
    C. 培养后出现似露滴状菌落
    D. 能产生 β-内酰胺酶
    E. 细菌呈网球拍状

14. 符合肉毒梭菌的特点是
    A. 细菌呈鼓槌状
    B. 血平板上出现双溶血环
    C. 培养后出现似露滴状菌落
    D. 能产生 β-内酰胺酶
    E. 细菌呈网球拍状

15. 产气荚膜梭菌
    A. 毒素作用于中枢神经系统
    B. 毒素作用于外周胆碱能神经

C．毒素仅作用于肠黏膜上皮细胞

D．为引发牙周脓肿最常见的细菌

E．在牛乳培养基上可产生"汹涌发酵"现象

16. **无芽胞厌氧菌**

A．毒素作用于中枢神经系统

B．毒素作用于外周胆碱能神经

C．毒素仅作用于肠黏膜上皮细胞

D．为引发牙周脓肿最常见的细菌

E．在牛乳培养基上可产生"汹涌发酵"现象

17. **肉毒梭菌**

A．毒素作用于中枢神经系统

B．毒素作用于外周胆碱能神经

C．毒素仅作用于肠黏膜上皮细胞

D．为引发牙周脓肿最常见的细菌

E．在牛乳培养基上可产生"汹涌发酵"现象

18. **破伤风梭菌**

A．毒素作用于中枢神经系统

B．毒素作用于外周胆碱能神经

C．毒素仅作用于肠黏膜上皮细胞

D．为引发牙周脓肿最常见的细菌

E．在牛乳培养基上可产生"汹涌发酵"现象

A2 型题

1. 某女，36 岁，下腹部疼痛 4 天，并伴有阵发性痉挛性疼痛，阴道有大量黄色无气味的分泌物。1 周前曾做过经阴道的结扎手术，患者阴道后穹隆穿刺术获得 20 ml 带血、恶臭的脓性液体，厌氧培养分离出 G^- 杆菌。你认为患者感染下述哪种细菌的可能性大

A．大肠埃希菌　　　B．肺炎克雷伯菌

C．变形杆菌　　　　D．铜绿假单胞菌

E．脆弱类杆菌

2. 有一慢性肝脓肿的患者，吸出的脓液黏稠、带有恶臭，有气体。在紫外线下照射发出荧光。常规培养未分离到细菌。使用氨基糖苷类抗生素（链霉素、卡那霉素、庆大霉素等）长期治疗无效。请考虑可能是哪类细菌感染

A．葡萄球菌

B．产气荚膜梭菌

C．无芽胞厌氧菌

D．结核分枝杆菌

E．大肠埃希菌

3. 王某，48 岁，建筑工人，因牙关紧闭、四肢痉挛而入院。8 天前右脚被铁钉扎伤，伤口深，但几日后自愈。5 天后，右腿有些麻木和疼痛，咀嚼不便，吞咽困难，最后全身抽搐，四肢痉挛。入院诊断为破伤风，请问下列哪项是其主要的致病物质

A．芽胞　　　　　　B．菌毛

C．荚膜　　　　　　D．外毒素

E．内毒素

4. 一建筑工人因铁钉深刺足底造成外伤送医院急诊时，医生应首先考虑给予注射

A．破伤风类毒素

B．破伤风抗毒素

C．白喉、百日咳、破伤风三联疫苗

D．丙种球蛋白

E．破伤风菌苗

5. 某患者食物中毒后，取剩余食物进行分离培养和鉴定，培养物检测结果为：G^+ 大杆菌，菌体呈汤勺状，有鞭毛，无荚膜。判断病原菌最可能是

A．破伤风梭菌

B．肉毒梭菌

C．产气荚膜梭菌

D．炭疽芽胞杆菌

E．白喉棒状杆菌

6. 某患者大面积烧伤，伤口坏死组织多，应该首先采取的治疗措施是

A．清创、扩创，注射 TAT

B．清创、扩创，注射 DPT

C．清创、扩创，注射 OT

D．简单处理伤口以便减少患者的疼痛

E．立即注射大剂量链霉素

7. 一名 28 岁女性牙痛就医，经诊断为牙周脓肿。应该考虑给予何种抗生素治疗

A．利巴韦林　　　　B．青霉素肌注

C．口服头孢霉素　　D．克林霉素

E．红霉素

A3/A4 型题

（1～2 题共用题干）

患者张某，35 岁，1 周前在施工中受伤，入院时面部肌肉抽搐，苦笑面容，1 天前出现张口困难，喝水时有呛水现象。

1. 你认为患者可能患哪种病

A．破伤风　　　　　B．气性坏疽

C．大叶性肺炎　　　D．伤寒

E．百日咳

2. 其致病物质可能是

A．内毒素　　　　　B．痉挛毒素

C．肉毒毒素　　　　D．耐热肠毒素

E．类毒素

（陈珊）

第二十章   分枝杆菌属

【知识要点】

分枝杆菌属是一类细长或略带弯曲的呈分枝状生长的杆菌。因其细胞壁含有大量脂质，一般染色不易着色，经加温和延长染色时间而着色后又能抵抗强盐酸酒精的脱色，所以称为抗酸杆菌。对人致病的主要是结核分枝杆菌。

一、结核分枝杆菌

1. 结核杆菌的生物学性状：

(1) 形态染色：抗酸染色红色，呈阳性，菌体细长、略微弯曲。

(2) 培养：专性需氧菌，营养要求高，生长缓慢。常用罗-琴培养基分离培养 2 ~ 8 周，可见乳白色或淡黄色、粗糙、边缘薄且不齐的形似菜花状菌落。在液体培养基中可形成菌膜，有毒菌株在液体培养基中呈索状生长。

(3) 抵抗力：较强。① 耐干燥、耐酸碱、耐药性；② 75% 乙醇、湿热灭菌法、日光紫外线、抗结核药物敏感。

(4) 变异性：可发生形态、菌落、毒力和耐药性变异。卡介苗（BCG）是牛型结核分枝杆菌经 13 年 230 代转种，通过毒力变异而获得的减毒活疫苗,现已广泛应用于结核病的预防。

2. 致病性：

(1) 传染源：结核患者和带菌者。

(2) 传播途径：多种。① 经呼吸道引起肺结核（最为常见）；② 经消化道引起肠结核；③ 经破损皮肤引起皮肤结核。

(3) 致病物质：主要是菌体成分中的脂质，即索状因子、脂肪酸、蜡质 D 和硫酸脑苷质。

(4) 免疫性：为感染免疫或有菌免疫，抗结核免疫主要是以 T 细胞介导的细胞免疫为主，一旦结核分枝杆菌被清除，免疫力也随之消失。

(5) 实验室检查：

① 直接涂片抗酸染色镜检抗酸杆菌。

② 分离培养鉴定。

③ 用核酸探针、PCR、ELISA 等技术进行快速诊断。

④ 结核菌素皮肤试验：测试机体对结核菌是否引起机体迟发型超敏反应（Ⅳ 型超敏反应），目前常用的为 PPD 试验，阳性表示曾感染过结核分枝杆菌或接种过 BCG。对 3 岁以下强阳性反应者，应视为有新近感染的活动性结核病。

(6) 防治原则：控制传染源、切断传播途径、增强免疫力、降低易感性。

(7) 治疗原则：早期、联用、适量、规律、全程使用敏感药物的原则。对肺结核患者，应及时发现、早期治疗。禁止随地吐痰，广泛开展 BCG 接种。

二、非典型分枝杆菌

非典型分枝杆菌是指结核分枝杆菌、牛型分枝杆菌与麻风分枝杆菌以外的分枝杆菌。

三、麻风分枝杆菌

麻风病是一种慢性传染病，主要表现为皮肤、黏膜和神经末梢的损害。晚期可侵犯深部组织和器官，形成肉芽肿。

【课前预习】

一、基础复习

1. 细菌的传播途径。
2. 细菌的复染色法。

二、预习目标

1. 结核的传播途径有_____、_____、_____等多种途径。
2. 临床上最常见的结核病为_____，传染源为_____，传播途径为_____。
3. 肺结核的感染有_____感染和_____感染，前者见于_____，后者多见于_____。

【课后巩固】

一、名词解释

BCG　结核菌素试验

二、填空题

1. 结核分枝杆菌与致病有关的脂质主要有_____和_____。
2. 抗结核菌的特异性免疫主要是_____。
3. 结核菌素试验阳性说明曾感染过_____或接种过_____。
4. 结核菌素试验目前是用 1 ml 皮内注射器抽取_____ml PPD 在被试者的左前臂掌侧_____，皮肤即呈现一个直径_____皮丘。_____小时内检测试验结果，以注射局部皮肤的_____为准，测量其反应直径的大小。
5. 预防结核病可接种_____疫苗，该疫苗是经过变异而获得的_____活疫苗。
6. 非结核分枝杆菌引起的感染在临床上难以与_____和其他慢性呼吸道疾病区别，此类菌对常用的抗结核药物呈天然_____。
7. 麻风病根据临床表现及病理改变和细菌检查，大部分患者可分为_____麻风和_____麻风两型，前者_____低下，传染性强；后者为_____性疾病，传染性小。

【综合练习】

A1 型题

1. 关于结核分枝杆菌,下列说法错误的是
 A. 抗酸染色阳性,呈红色
 B. 专性需氧,营养要求高
 C. 繁殖速度慢,约 18 h 繁殖一代
 D. 菌落粗糙、干燥,呈颗粒状
 E. 耐高温,100 ℃ 30 min 煮沸才能死亡

2. BCG 是
 A. 经甲醛处理后的牛型结核分枝杆菌
 B. 保持免疫原性的人型结核分枝杆菌
 C. 保持免疫原性减毒的人型结核分枝杆菌
 D. 保持免疫原性减毒的牛型结核分枝杆菌
 E. 发生了抗原变异的牛型结核分枝杆菌

3. 结核分枝杆菌生长繁殖最适合的 pH 为
 A. 4~6   B. 6.4~6.8
 C. 7.2~7.6   D. 7.6~8.2
 E. 8.4~9.2

4. 人体对结核分枝杆菌的抗感染免疫主要是
 A. 以体液免疫为主
 B. 以细胞免疫为主
 C. 人工被动免疫
 D. 过敏反应
 E. 体液免疫和细胞免疫并重

5. 下列哪种物质与结核结节形成和干酪样坏死有关
 A. 索状因子 B. 磷脂
 C. 硫脂   D. 蜡质 D
 E. 分枝菌酸

6. 关于结核菌素试验,以下叙述错误的是
 A. 检测机体体液免疫和细胞免疫状况
 B. 可用来选择卡介苗接种对象
 C. 可作为婴幼儿结核病的辅助诊断
 D. 红肿硬结直径小于 0.5 cm 为阴性
 E. PPD 阳性说明已感染过结核菌或接种过 BCG

7. 结核分枝杆菌感染机体的途径包括
 A. 呼吸道   B. 泌尿道
 C. 消化道   D. 皮肤
 E. 以上均是

8. 最适合接种卡介苗的人群是
 A. PPD 试验阴性儿童
 B. PPD 试验阳性儿童
 C. OT 试验阴性的麻疹患儿
 D. 长期低热、咳嗽,疑为肺结核儿童
 E. PPD 试验阴性的细胞免疫缺陷者

9. 麻风杆菌抗酸染色阳性结果为
 A. 菌体呈绿色 B. 菌体呈红色
 C. 菌体呈蓝色 D. 菌体呈紫色
 E. 菌体呈黄色

10. 通常用于培养结核分枝杆菌的培养基为
 A. 卡-布培养基 B. 罗-琴培养基
 C. 鲍-金培养基 D. 血平板
 E. 巧克力平板

11. 目前麻风实验室诊断的主要方法是
 A. 直接镜检 B. 分离培养
 C. 麻风菌素试验 D. 动物实验
 E. 血清学试验

12. 下述有关结核分枝杆菌的形态、染色特点,错误的是
 A. 细长略弯的杆菌
 B. 不容易着色
 C. 要着色须加温或延长染色时间
 D. 革兰氏染色阴性
 E. 菌体有分枝并常聚集成团

13. 分枝杆菌属最突出的特点是
 A. 胞壁含大量脂质
 B. 无特殊结构
 C. 呈分枝生长
 D. 一般不易着色

E. 抗盐酸和乙醇脱色

14. 结核菌素的化学本质是

A. 脂多糖　　　　B. 磷脂

C. 多糖　　　　　D. 蛋白质

E. 核酸

15. 结核菌素试验注射的部位是

A. 臀部肌肉

B. 肱二头肌

C. 肱三头肌

D. 左侧腕关节

E. 左前臂掌侧中央部皮内

A2 型题

　　22 岁男性，近 1 个月来咳嗽，痰中时有血丝。消瘦并感疲乏无力、午后低热、心悸、出汗、食欲缺乏。医师高度怀疑其为肺结核并对其进行痰标本涂片检查。应选用的染色方法是

A. 革兰氏染色法

B. 墨汁染色法

C. 芽胞染色法

D. 抗酸染色法

E. 镀银染色法

（陈珊）

第二十一章　其他细菌

【知识要点】

一、绿脓杆菌

绿脓杆菌又称为铜绿假单胞菌：G^- 杆菌，产生水溶性绿色色素，主要是接触传播，是医院内感染的重要病原菌。

二、鲍曼不动杆菌

鲍曼不动杆菌属于条件致病菌，在不发酵菌的感染中仅次于假单胞菌，近年呈上升趋势。

三、流感嗜血杆菌

该菌引起原发性（外源性）感染或继发性（内源性）感染。

四、嗜肺军团菌

该菌经呼吸道引起军团病。

五、百日咳杆菌

小儿经呼吸道感染，临床表现为阵发性、痉挛性咳嗽和痉咳末伴有较长的鸡鸣样吸气性吼声。预防措施是给儿童接种百白破三联疫苗进行主动免疫。

六、布鲁氏杆菌

该菌引起人类、家畜和其他动物患布鲁菌病，人因直接接触或间接接触而感染引起波浪热。

七、鼠疫杆菌

1. 贮存宿主：啮齿类动物（野鼠、家鼠、黄鼠）。
2. 传播媒介：主要是鼠蚤。
3. 传播方式：鼠—蚤—人。
4. 所致疾病：烈性传染病——鼠疫，临床表现类型有腺型、败血症型和肺型。

八、白喉棒状杆菌

1. 革兰氏阳性，有异染颗粒。
2. 传播方式：经呼吸道传播。
3. 致病物质：白喉外毒素，能抑制蛋白质合成，引起组织变性与坏死。
4. 临床表现：鼻咽部白色假膜，白喉毒素可毒害心、肝、肾、肾上腺和外周神经，引起并发症，甚至死亡。

九、炭疽芽胞杆菌

1. 革兰氏阳性杆菌,有荚膜和芽胞。
2. 传播方式:经呼吸道、消化道、皮肤创伤感染。
3. 所致疾病:分别引起肺炭疽、肠炭疽、皮肤炭疽。长期被用作生物武器。人兽共患。

十、放线菌

放线菌是一类具有丝状分枝的单细胞,主要以外生孢子的形式繁殖,革兰氏阳性,与细菌同属原核微生物。放线菌菌落中的菌丝常从一个中心向四周辐射状呈放射状生长,在脓汁中可形成"硫磺"样颗粒。

十一、霍乱弧菌

1. 革兰氏阴性,弧形或逗点状,有单鞭毛。
2. 培养:直接染色镜检可见"鱼群"状排列,穿梭样运动;兼性厌氧,营养要求不高,嗜碱不耐酸,碱性环境生长良好(碱性蛋白胨水 pH 8.4 ~ 9.2,选择培养基)。
3. 致病物质:菌毛、鞭毛、霍乱肠毒素(是目前致泻最强的毒素)。
4. 传播方式:通过污染的水源或食物经口感染。
5. 临床表现:突然发病,首先剧烈腹泻,继以呕吐,可有米泔水样便,严重可导致低血容量性休克,电解质紊乱,酸中毒,心力不齐和肾衰竭,不治疗死亡率达 60%。

十二、副溶血弧菌

1. 嗜盐性,不耐热和酸。
2. 该菌经烹饪不当的海产品或盐腌制品所传,引起食物中毒。

十三、空肠弯曲菌

该菌引起婴幼儿急性肠炎和食物中毒。

十四、幽门螺杆菌

该菌与慢性胃炎、十二指肠溃疡、胃溃疡和胃癌的发生有关。

【课前预习】

一、基础复习

1. 细菌产生的色素。
2. 中国历史上的三大烈性传染病。

二、预习目标

1. 铜绿假单菌引起医院感染的常见科室是_____。
2. 白喉杆菌经_____引起感染,致病物质是_____,引起全身感染_____。
3. 炭疽芽胞杆菌经_____、_____和_____感染,分别引起_____、_____和_____。

4. 霍乱弧菌引起的是＿＿＿＿＿＿＿＿＿＿＿＿＿＿＿＿＿＿＿＿＿传染病。

5. 与胃炎、胃溃疡和胃癌有关的是＿＿＿＿＿＿＿＿＿＿＿＿＿＿＿＿。

【课后巩固】

填空题

1. 嗜肺军团菌可存在于医院的＿＿＿＿＿＿＿＿＿＿＿＿、＿＿＿＿＿＿＿＿＿＿＿和
＿＿＿＿＿＿＿＿＿＿＿＿中，通过＿＿＿＿＿＿＿＿＿＿＿传播。

2. 预防白喉人工主动免疫用＿＿＿＿＿＿＿＿＿＿，人工被动免疫用＿＿＿＿＿＿＿＿＿。

3. 铜绿假单胞菌可产生多种水溶性色素，特征性色素为＿＿＿＿＿＿＿＿＿＿＿。主要通
过＿＿＿＿＿＿＿＿＿＿＿传播，它是＿＿＿＿＿＿＿＿＿＿＿＿常见的致病菌。

4. 在多发性脓肿和瘘管的脓汁标本中找到＿＿＿＿＿＿＿＿，可初步诊断＿＿＿＿＿＿感染。

5. 流感嗜血杆菌营养要求高，培养时需要＿＿＿＿＿＿＿因子和＿＿＿＿＿＿因子。

6. 霍乱弧菌为＿＿＿＿＿＿＿鞭毛弧菌，嗜碱怕＿＿＿＿＿＿＿＿，常在 pH＿＿＿＿＿＿＿的
培养基上生长，主要产生＿＿＿＿＿＿＿＿＿＿，引起＿＿＿＿＿＿＿＿＿烈性传染病，即霍乱。

7. 因生吃污染有副溶血性弧菌的＿＿＿＿＿＿＿或盐腌食物，引起疾病是＿＿＿＿＿＿＿。

8. 引起医院感染最常见的革兰氏阴性杆菌是＿＿＿＿＿＿＿＿＿和＿＿＿＿＿＿＿＿＿＿。

【综合练习】

A1 型题

1. 能形成异染颗粒的细菌是
  A. 白喉棒状杆菌　　B. 炭疽芽胞杆菌
  C. 铜绿假单胞菌　　D. 霍乱弧菌
  E. 流感嗜血杆菌

2. 属于需氧芽胞杆菌的是
  A. 结核分枝杆菌
  B. 炭疽芽胞杆菌
  C. 破伤风芽胞梭菌
  D. 嗜肺军团菌
  E. 布鲁菌

3. 以下对炭疽杆菌叙述错误的是
  A. G⁺粗大杆菌，竹节状排列，有荚膜
  B. 有芽胞
  C. 在普通平板上形成粗糙菌落，边缘
   呈卷发状
  D. 芽胞在厌氧环境中产生

  E. 多途径传播

4. 常见医院感染的致病菌是
  A. 鲍曼不动杆菌　　B. 幽门螺杆菌
  C. 副溶血弧菌　　　D. 空肠弯曲菌
  E. 霍乱弧菌

5. 关于霍乱的防治，下列叙述错误的是
  A. 患者应严格隔离
  B. 治疗的关键是及时补液，纠正电解质紊乱
  C. 同时使用敏感的抗生素
  D. 加强水源、饮食的管理
  E. 患者排泄物不需处理，直接排放

6. 以下关于副溶血弧菌的描述，错误的是
  A. 革兰氏阴性弧菌
  B. 称为嗜盐菌
  C. 嗜酸怕碱
  D. 主要引起食物中毒

E．食入未煮熟的海产品或污染本菌的盐腌食物而感染

7．以下关于铜绿假单胞菌的叙述，错误的是
A．革兰氏阴性杆菌
B．营养要求不高
C．产生水溶性色素
D．对多种抗生素天然耐药
E．多引起原发感染

8．能引起慢性胃炎和消化性溃疡的细菌是
A．幽门螺杆菌　　　B．空肠弯曲菌
C．副溶血弧菌　　　D．放线菌
E．结核分枝杆菌

9．以下关于嗜肺军团菌的叙述，错误的是
A．革兰氏阴性杆菌
B．是医院感染的常见病原菌
C．通过呼吸道传播
D．引起的疾病是波浪热
E．主要存在于空调的冷却水中

10．在脓汁中可形成硫磺颗粒的病原体是
A．炭疽芽胞杆菌　　B．铜绿假单胞菌
C．霍乱弧菌　　　　D．放线菌
E．空肠弯曲菌

11．以下关于霍乱弧菌的描述，错误的是
A．霍乱弧菌耐碱不耐酸

B．具有丛鞭毛
C．运动活泼，似"流星状"
D．在米泔水样便中呈鱼群状排列
E．菌体弯曲呈弧形或逗号状

12．霍乱弧菌生长最适合的 pH 为
A．6.5～6.8　　　　B．7.0～7.2
C．7.2～7.6　　　　D．7.6～8.0
E．8.8～9.0

13．最易引起烧伤患者严重感染的细菌为
A．空肠弯曲菌
B．铜绿假单胞菌
C．流感嗜血杆菌
D．百日咳鲍特杆菌
E．炭疽芽胞杆菌

14．波浪热的病原体是
A．幽门螺杆菌　　　B．流感嗜血杆菌
C．布鲁菌　　　　　D．嗜肺军团菌
E．百日咳鲍特菌

15．下列关于炭疽芽胞杆菌的叙述，错误的是
A．革兰氏阴性大杆菌，可形成芽胞
B．有荚膜，其与该菌致病力有关
C．是人畜共患病的病原体
D．炭疽毒素是造成致病和死亡的主要原因
E．临床可致皮肤炭疽、肺炭疽、肠炭疽

A2 型题

1．某幼儿园 3 岁小朋友，以发热、咽痛、呼吸困难入院。查体：体温 38.5 ℃，口腔黏膜上有散在白色斑点，咽部及扁桃体有一层灰白色膜。试问感染细菌经奈瑟染色后，观察到哪一结构有助于白喉的进一步诊断
A．质粒　　　　　　B．异染颗粒
C．荚膜　　　　　　D．芽胞
E．鞭毛

2．患者，男性，28 岁，屠宰工，高热，寒战，右臂外侧有一个 1 cm×3 cm 的表浅溃疡，溃疡表面有凹陷的黑色焦痂。溃疡初起时为丘疹，后转为水疱，周围组织水肿，继

之疱疹中心区出血性坏死，周围有成群小水疱，水肿区继续扩大。局部疼痛与压痛不显著，无脓性分泌物。根据职业特点，分析该患者最可能患的疾病是
A．布鲁氏菌病　　　B．恙虫病
C．人-猪链球菌病　　D．皮肤炭疽
E．鼠疫

3．2 岁幼儿，发烧 38.5 ℃，咳嗽 5 天，咳嗽时嘴唇青紫，哭闹，双肺下部有湿啰音，X 线片显示双下肺有阴影，肺门淋巴结未见异常，WBC $1.4×10^9$/L，中性粒细胞 75%，淋巴细胞 27%，余未见异常。如果做病原

学检测，下述哪项实验是错误的

A．咽拭涂片、革兰氏染色行细菌检查

B．咽拭培养、镜检细菌

C．ELISA 检查血清中的特异性 IgM 抗体

D．反向血凝查细菌的抗原

E．X 线胸片

4. 患者，男，40 岁。20 天前开始发热，体温最高达 40.3 ℃。查体：体温 39.5 ℃，右侧睾丸肿大，有触痛。血常规：白细胞 $5.5×10^9$/L，血培养发现革兰氏阴性短小杆菌，追问病史，自述非从事畜牧业工作，在发病前一周曾进食生乳，最有可能感染下面的病原体是

A．鼠疫杆菌　　　B．炭疽杆菌

C．布鲁氏菌　　　D．钩端螺旋体

E．普氏立克次体

5. 患者，女，34 岁，农民，神志不清，呼吸急促，肤色发紫，口角渗出大量血性泡沫分泌物。体检：体温 39.7 ℃，血压 80/56 mmHg。心率 120 次/min，皮肤黏膜多处可见瘀斑。右侧腹股沟淋巴结肿大并溃破，触之坚硬，与周围组织粘连。肺部闻及少量啰音。该患者最可能患病是

A．猩红热　　　　B．炭疽病

C．肾病综合征出血热　　D．钩体病

E．鼠疫

6. 一个旅游团去海边旅游，吃牡蛎 12～24 h 后有 6 个人出现腹泻伴中等程度的腹痛、呕吐。大部分人出现水样便，有少数出现血便。粪便培养后镜检发现 G⁻ 杆菌。引起该疾病最有可能的致病菌是

A．空肠弯曲菌　　　B．艰难梭菌

C．沙门菌　　　　D．副溶血性弧菌

E．志贺菌

7. 男性，31 岁，3 周前到孟加拉国旅游。回到国内第二天突然出现严重水样腹泻。在急诊室排出大量米泔水样便，呕吐数次并轻度昏迷，主诉肌肉痉挛性疼痛，头昏眼

花。该患者因溃疡病正服用 H2 受体阻止剂。引起该疾病最有可能的细菌是

A．空肠弯曲菌　　　B．艰难梭菌

C．沙门菌　　　　D．霍乱弧菌

E．志贺菌

8. 一位 28 岁男性。近半年来反复上腹中部、剑突下隐痛。体型偏瘦，无黑便，疑似幽门螺杆菌感染；行胃镜观察，发现幽门周围有 3 个约 0.2～0.3 cm 浅表炎性灶，取一小块炎性区域的胃黏膜组织进行下列哪种快速诊断

A．涂片，革兰氏染色法

B．尿素酶试验

C．培养，观察菌落形态及颜色

D．ELISA

E．检测空泡毒素

9. 一位老年男性患者，因牙痛引起左颊部红肿，软组织变硬，局部皮肤发黑，有一瘘管形成并不断排脓，其浓汁中含有黄色颗粒，压片镜检呈菊花状，该患者可能感染的是

A．衣氏放线菌　　B．星形诺卡菌

C．新型隐球菌　　D．白假丝酵母菌

E．巴西诺卡菌

10. 一位肿瘤患者，咳嗽 1 个月，低热，脓痰，痰标本中可见黑色颗粒状菌落，该患者可能感染的是

A．结核分枝杆菌　B．白假丝酵母菌

C．衣氏放线菌　　D．星形诺卡菌

E．巴西诺卡菌

11. 一位中年男性，一年前右小腿出现肿胀、脓疱及结节，反复发作，目前已形成多发性相互连通的引流窦道和瘘管，该患者可能感染的是

A．蜂窝组织炎　　　B．足分枝菌病

C．气性坏疽　　　　D．骨髓炎

E．皮肤脓肿

（陈珊）

第二十二章 其他原核细胞型微生物

【知识要点】

一、支原体

1. 支原体的概念：是一类缺乏细胞壁、形态多样、可通过细菌滤器、目前所知能在无生命培养基中生长繁殖的最小的原核细胞型微生物。

2. 支原体的生物学性状：革兰氏染色阴性，吉姆萨染色呈淡紫色。营养要求高，主要以二分裂方式繁殖。在含胆固醇、血清等固体培养基中形成典型的"油煎蛋"微小菌落。

3. 支原体的致病性：

(1) 肺炎支原体经飞沫传播引起支原体肺炎；

(2) 解脲脲原体经性传播引起非淋菌性尿道炎。

二、立克次体

1. 立克次体的概念：是一类由节肢动物传播、严格的活细胞内寄生的原核细胞型微生物。

2. 立克次体的生物学性状：与革兰氏阴性菌类似，立克次体以二分裂繁殖为主。形态多样，以球杆状或杆状为主，吉姆萨染色呈紫蓝色，在无生命培养基中不能生长。常用的培养方法有动物接种、鸡胚培养和细胞培养。

3. 立克次体的致病性：主要致病物质是内毒素和磷脂 A。立克次体以虱、蚤、蜱和螨等吸血节肢动物为传播媒介，通过叮咬或其粪便污染伤口而使人感染，引起人兽共患的自然疫源性疾病：斑疹伤寒、恙虫病、Q 热等。

4. 实验室检查：

外-斐反应：某些立克次体与变形杆菌的菌体有共同抗原，临床上应用变形杆菌代替相应的立克次体抗原，对疑为立克次体病患者的血清作交叉凝集反应，以辅助立克次体病诊断。

5. 预防：立克次体病重点在于消灭储存宿主和节肢动物。注意个人卫生与防护。特异性预防以接种死疫苗为主。治疗应早期使用氯霉素、四环素类等抗生素，但病原体彻底清除或患者健康恢复主要依赖机体的细胞免疫。

三、衣原体

1. 衣原体的概念：是一类严格细胞内寄生、有独特发育周期、能通过细菌滤器的原核细胞型微生物。

2. 衣原体的生物学性状：与革兰氏阴性菌相似，以二分裂方式繁殖。衣原体有两种大小不同、形态为圆形或卵圆形颗粒，吉姆萨染色呈紫色或淡蓝色。衣原体在细胞内可形成包涵体。衣原体具有独特的发育周期，即原体和始体。胞外原体具有感染性，而始体是繁殖体。

3. 衣原体的致病性：衣原体产生内毒素，抑制细胞代谢，导致细胞溶解与破坏。临床所致疾病有沙眼、泌尿生殖道感染、性病淋巴肉芽肿等。

4. 衣原体的预防：目前尚无特异性预防方法，应积极开展卫生宣传教育，注意个人卫生，杜绝不洁性行为，避免直接或间接接触。

四、螺旋体

1. 螺旋体的概念：是一类细长、柔软、螺旋状、运动活泼的原核细胞型微生物。

2. 螺旋体的生物学性状：具有细菌的基本结构，以二分裂方式繁殖。螺旋体 Fontana 镀银染色呈棕褐色。在暗视野显微镜下，可见螺旋体呈屈伸、翻转、移行、滚动状运动。对常用化学消毒剂及青霉素敏感。

3. 致病性：

(1) 钩端螺旋体：储存宿主主要是以啮齿动物为主，人类通过直接接触、吸血昆虫媒介传播而感染，引起自然疫源性疾病——螺旋体病。

(2) 梅毒螺旋体：人是唯一的宿主，可引起性传播疾病——梅毒。传播途径有三种：性传播、血液传播、垂直传播。

4. 预防：钩体病预防的主要措施是防鼠、灭鼠，加强对带菌家畜的管理，注意保护水源，接种疫苗。性病梅毒预防应加强性卫生宣传教育，严格社会管理。螺旋体引起的疾病应早期应用抗生素彻底治疗。

【课前预习】

一、基础复习
1. 微生物的分型。
2. 微生物的传播途径。

二、预习目标
1. 肺炎支原体主要通过＿＿＿＿＿传播，引起＿＿＿＿＿＿＿＿＿＿＿＿＿＿。
2. 钩端螺旋体的重要传染源和储存宿主是＿＿＿＿＿＿＿＿＿和＿＿＿＿＿＿＿＿。
3. 梅毒的病原体是＿＿＿＿＿＿，通过＿＿＿＿＿＿＿＿＿或＿＿＿＿＿＿＿传播，＿＿＿＿＿＿＿＿＿＿＿是梅毒的唯一传染源。

【课后巩固】

一、名词解释
衣原体　　支原体　　螺旋体

二、填空题
1. 支原体最重要的特点是缺乏＿＿＿＿＿＿＿＿，在形态上呈＿＿＿＿＿＿＿＿，并且能够通过_____。

2. 支原体在含胆固醇、血清的培养基上形成_____样菌落。

3. 衣原体独特的发育周期包括_____和_____两个阶段。前者在胞_____，具有高度_____。后者在胞_____，有_____能力。

4. 恙虫热的病原体是_____，_____既是储存宿主又是传播媒介。

5. 立克次体的主要致病物质是_____和_____，以_____节肢动物为媒介，通过它们_____或其粪便污染_____而感染人类。

6. 解脲脲原体主要通过_____或_____等途径引起_____疾病。

7. 观察螺旋体活体常用_____显微镜，标本染色常采用_____法。

【综合练习】

A1 型题

1. 首先成功分离培养出沙眼衣原体的学者是
- A．李斯特
- B．汤飞凡
- C．巴斯德
- D．郭霍
- E．琴纳

2. 具有特殊发育周期的微生物是
- A．支原体
- B．衣原体
- C．立克次体
- D．螺旋体
- E．放线菌

3. 关于支原体，下列错误的是
- A．无细胞壁
- B．能通过滤菌器
- C．多形态性
- D．有独特生活周期
- E．胞膜中胆固醇含量高

4. 在衣原体发育周期中，无感染性的是
- A．原体
- B．始体
- C．中间体
- D．核糖体
- E．包涵体

5. 与立克次体有共同抗原成分的细菌是
- A．痢疾志贺菌
- B．大肠埃希菌
- C．铜绿假单胞菌
- D．变形杆菌
- E．产气杆菌

6. 经螨传播的立克次体病是
- A．Q 热
- B．流行性斑疹伤寒
- C．地方性斑疹伤寒
- D．斑点热
- E．恙虫病

7. 立克次体与病毒的共同特点是
- A．对抗生素不敏感
- B．以二分裂方式繁殖
- C．无细胞壁和细胞膜
- D．专性细胞内寄生
- E．以节肢动物为媒介进行传播

8. 能在无生命培养基上繁殖的最小的微生物是
- A．病毒
- B．衣原体
- C．支原体
- D．立克次体
- E．螺旋体

9. 不会通过性接触传播的病原体是
- A．沙眼衣原体
- B．梅毒螺旋体
- C．淋病奈瑟菌
- D．解脲脲原体
- E．钩端螺旋体

10. 常用于螺旋体染色的方法是
- A．革兰氏染色
- B．抗酸染色
- C．瑞士染色
- D．镀银染色
- E．吉姆萨染色

11. 可形成"油煎蛋"样菌落的微生物是
- A．衣原体
- B．立克次体
- C．支原体
- D．真菌
- E．螺旋体

12. 外-斐反应可用于下列哪种疾病的辅助诊断
- A．伤寒
- B．副伤寒

C．斑疹伤寒　　　D．钩体病

E．结核

13. 流行性斑疹伤寒的传播媒介是

A．人虱　　　　　B．鼠蚤

C．蚊虫　　　　　D．恙螨

E．苍蝇

14. 引起沙眼的病原体属于

A．细菌　　　　　B．支原体

C．螺旋体　　　　D．衣原体

E．立克次体

A2 型题

1. 张某，男，8 岁，因间断咳嗽气喘 2 个月左右、加重 1 周入院。查体：咽红充血，口唇轻度发绀，双肺呼吸音粗，可闻及痰鸣、喘鸣及中小湿啰音。入院摄胸片提示支气管肺炎，取呼吸道分泌物进行支原体培养，能分解葡萄糖，但不分解尿素和精氨酸，转种于固体培养基培养 2～3 天后，用低倍显微镜观察到"荷包蛋样"菌落。请问引起本病的病原体最可能是什么

A．解脲脲原体　　B．人型支原体

C．肺炎支原体　　D．肺炎嗜衣原体

E．嗜肺军团菌

2. 刘某，男，38 岁，私营业主，近五天开始出现尿道口轻度红肿，分泌物稀薄，量少，为浆液性，晨起尿道口有少量黏液性分泌物，污秽裤裆。相关检查：用力挤压尿道有分泌物溢出，其余未见异常，取尿道分泌物涂片油镜观察，多形核白细胞数为 6 个。根据症状及相关检查初步诊断为解脲脲原体感染引起的非淋菌性尿道炎，以下进行的检查中，哪项对该病例的进一步确诊没有意义

A．液体培养基培养，观察颜色改变

B．固体培养基培养，观察"荷包蛋样"菌落

C．用特异抗血清做生长抑制试验

D．核酸检测

E．冷凝集试验

3. 患儿，男，5 岁。近 4 天出现发热，伴阵发性、刺激性咳嗽，少痰，不易咳出，曾口服氨苄西林治疗无效。患儿偶喘，无呼吸困难，无盗汗，无心悸，大小便正常。肺部 X 线检查可见双侧肺下叶模糊云雾状或均匀一致的阴影，近肺门部较致密，向外逐渐变浅，边缘不清楚。肺炎支原体抗体滴度为 1：320；初步诊断为肺炎支原体肺炎。请问，不能用以下哪种抗生素对该患儿进行治疗

A．阿奇霉素　　　B．青霉素

C．红霉素　　　　D．交沙霉素

E．氯霉素

4. 门诊患者，8 岁。咽痛，干咳，发热 3 天，体温 38～39 ℃，刺激性咳嗽明显，胸痛。右肺呼吸音低，无啰音。白细胞 9.0×10^9/L，中性粒细胞 65%，X 线检查显示左下肺薄片状阴影，冷凝集试验结果阳性。最可能的诊断为

A．腺病毒肺炎

B．呼吸道合胞病毒肺炎

C．肺炎支原体肺炎

D．金黄色葡萄球菌肺炎

E．肺炎链球菌肺炎

5. 王某，女，25 岁，已婚。最近发现阴道分泌物增多，呈淡黄色，污秽裤裆，取白带镜检发现白细胞较多，淋球菌培养阴性，沙眼衣原体的 PCR 检测为阴性。怀疑是支原体感染，取尿沉渣进行支原体培养，能分解精氨酸，但不能分解尿素，在固体培养基上能长出"荷包蛋样"菌落。请问该患者最可能感染了以下哪种微生物

A．解脲脲原体　　B．生殖支原体

C．人型支原体　　D．白假丝酵母菌

E．穿透支原体

6. 患者有丛林接触史，腿部皮肤被叮咬，突

发高热，局部出现溃疡。外－斐反应显示患者血清与变形杆菌 OX_k 株抗原反应阳性，抗体效价为 $1:320$。该患者可能的诊断是

A．伤寒　　　　　B．风湿热

C．恙虫病　　　　D．森林脑炎

E．斑疹伤寒

7. 一位 27 岁男子，因尿频、尿痛、尿道口有黄绿色脓性分泌物入院。取脓性分泌物涂片镜检未发现明显病原菌，考虑以下何种微生物感染的可能性大

A．淋病奈瑟菌

B．梅毒螺旋体

C．沙眼衣原体血清型 A、B、Ba、C

D．沙眼衣原体血清型 D~K

E．沙眼衣原体血清型 L1、L2 或 L3

8. 出生后 10 天新生儿，因眼睑水肿，有脓性分泌物就诊，检查发现患儿睑结膜弥漫性红肿，球结膜炎症性乳头状增生，初步诊断为新生儿化脓性结膜炎，涂片革兰氏染色未见革兰氏阴性双球菌，眼结膜刮片示多核白细胞增多，碘染色直接镜检发现包涵体。可能诊断是

A．淋球菌感染

B．沙眼衣原体感染

C．梅毒螺旋体感染

D．腺病毒感染

E．肠道病毒感染

9. 一位患者因断续性咳嗽 2 周就医，临床诊断为衣原体肺炎，以下临床特点正确的是

A．6 个月内婴幼儿比较多见

B．高热

C．起病急

D．肺实变体征

E．青霉素有特效

10. 12 周龄新生儿，断续性咳嗽 2 周，伴有鼻塞、流涕入院，患儿无发热，呼吸急促，

可闻及湿啰音。医生初步诊断为沙眼衣原体肺炎，为确诊有无沙眼衣原体感染，下列哪项检查为目前临床最常用

A．分离培养法

B．分泌物涂片找包涵体

C．PCR（核酸检测）

D．沙眼衣原体抗原检测法

E．血清抗体检测法

11. 患者，男，36 岁，鸟语林工作人员，突发高热达 40 ℃，剧烈头痛，伴恶心呕吐入院。垂检咽部充血疼痛，伴咳嗽，肺部听诊有湿啰音。胸部 X 线摄片可见支气管炎型的肺浸润灶，以下叶为多，初步诊断为间质性肺炎，以下病原体中最可能的是

A．肺炎支原体感染

B．肺炎嗜衣原体感染

C．沙眼衣原体血清型 D~K 感染

D．鹦鹉热嗜衣原体感染

E．沙眼衣原体血清型 A、B、Ba、C 感染

12. 川北山区成年男性农民，夏收夏种后出现发热、头晕与头痛等症状。体温 39 ℃，眼结膜充血、有轻微黄疸，腓肠肌有明显压痛，肝脾触诊正常，白细胞 15 000/m³，可能的诊断是

A．钩端螺旋体病　　B．感冒

C．肝炎　　　　　　D．莱姆病

E．回归热

13. 成年男性私营业主。主诉小便不适，阴茎冠状沟皮下有硬块及溃疡。该硬块直径约 1.1 cm，表面有渗出物并发生溃疡，无压痛，无活动性，体温 36.9 ℃，可能的诊断是

A．性病淋巴肉芽肿

B．皮下软组织结核

C．淋病

D．莱姆病

E．梅毒

（何冬梅）

第二十三章　真　菌

【知识要点】

一、概　述

真菌是一类不分根、茎、叶，不含叶绿素，具有典型细胞核和完整细胞器的真核细胞型微生物。

1. 主要生物学性状：

(1) 分类：按形态和结构分为单细胞真菌和多细胞真菌两类。单细胞真菌为圆形或卵圆形，多细胞真菌由菌丝和孢子构成。

(2) 培养：常用沙保弱培养基培养。大多数的真菌营养要求不高，最适合的 pH 为 4 ~ 6，适宜温度为 22 ~ 28 ℃，深部真菌为 35 ℃，需要较高的湿度和氧气，即"三低两高"。

(3) 繁殖：真菌繁殖方式多样，无性繁殖是其主要方式，特别是以菌丝和孢子繁殖为主。单细胞真菌可形成酵母型或酵母样菌落，多细胞真菌形成丝状菌落。

(4) 抵抗力：真菌对干燥、紫外线和一般消毒剂抵抗力较强，对热抵抗力不强。对 2.5% 碘酊、2% 苯酚等较敏感。对常规抗生素不敏感。对抗真菌性药物（如两性菌素 B、酮康唑等）敏感。

2. 致病性：真菌致病力较细菌弱，但它可以通过多种途径引起机体疾病。

(1) 致病性真菌：主要引起皮肤、皮下组织和全身性感染。

(2) 机会致病性真菌：在机体免疫力低下、滥用抗生素引起菌群失调、长期接受放疗或化疗的肿瘤患者，免疫抑制剂和激素使用者，慢性消耗性疾病患者，易引起内源性感染。

(3) 过敏体质者：接触、吸入、食入真菌孢子或菌丝可导致各种类型的超敏反应性疾病。

(4) 人若摄食被真菌污染的食物后，可引起急、慢性中毒。

(5) 某些真菌产生的毒素可引起肿瘤。

3. 免疫性：包括非特异性免疫和特异性免疫。非特异性免疫在防止真菌感染方面起到重要作用，而特异性免疫在真菌感染恢复方面起到关键作用。

4. 实验室检查：一般包括标本采集、显微镜检查、分离培养、生化实验和免疫学实验等。其中以显微镜检查和分离培养最为重要。标本一般进行湿涂片，镜检时发现菌丝或孢子时，可初步诊断为真菌感染。有些真菌可通过染色镜检，提高阳性检出率。直接镜检如不能确诊时，应做真菌分离培养。

5. 防治原则：目前尚无特异性预防措施。浅部真菌感染的预防主要是注意清洁卫生，避免与患者及污染的物品直接接触。深部真菌感染的预防主要是提高机体免疫力，不要滥用、乱用抗生素、免疫抑制剂或激素，还要重点预防真菌的医院感染，选用敏感的抗真菌药物。

二、皮肤感染真菌

引起皮肤感染的真菌主要有皮肤癣菌，为多细胞真菌，主要引起皮肤癣症。在临床上，同一种癣症可由数种不同皮肤癣菌引起，而同一种癣菌因侵害部位不同，又可引起不同的癣症。

三、机会致病性真菌

1. 假丝酵母菌：白假丝酵母菌是最常见的致病菌。白假丝酵母菌俗称白色念珠菌，革兰氏染色阳性，菌体圆形或椭圆形，大小不等，着色不均，形成类酵母型菌落。白假丝酵母菌为内源性机会致病菌，大多在机体免疫力下降时引起浅部或深部组织感染，该菌也是医院感染常见的致病性真菌。

2. 新生隐球菌：又称为溶组织酵母菌，革兰氏染色阳性，圆形或卵圆形。生成酵母型菌落。新生隐球菌亦是机会致病菌，易感染细胞免疫功能低下者的深部组织，侵犯中枢神经系统，导致慢性脑膜炎。目前新生隐球菌感染的发病率越来越高，在国外已成为 AIDS 最常见的并发症之一，也是 AIDS 死亡的首要原因。

3. 曲霉菌和毛霉菌：曲霉菌和毛霉菌广泛分布于自然界，是实验室常见的污染菌，亦是机会致病性真菌，常引起重症危重患者的继发感染。

(1) 曲霉菌：常在机体免疫力下降时感染，可侵犯机体多个部位，引起曲霉病。还可引起超敏反应、毒素中毒症和癌症，如黄曲霉产生的黄曲霉毒素可诱发肝癌。

(2) 毛霉菌：常在机体免疫力低下或进行创伤性诊疗如静脉插管、血液透析或绷带污染时感染，可通过多种途径侵入人体（主要是呼吸道途径），引起人的皮肤、肺、胃、外耳道及脑部感染，症状严重者可以致死，死亡率较高。

4. 卡氏肺孢菌：又称肺囊菌，是兼有原虫和酵母菌特点的单细胞真菌，其生活史包括滋养体和包囊两种形态，它亦是机会致病菌，可引起免疫缺陷或免疫抑制患者发生卡氏肺孢菌型肺炎，也是 AIDS 患者主要的致死原因之一。

【课前预习】

一、基础复习

1. 真核细胞型微生物的分化。
2. 正常菌转化为条件致病菌的特定条件。

二、预习目标

1. 真菌按形态和结构分为_____真菌和_____真菌两种类型。
2. 多细胞真菌的结构由_____和_____构成。

【课后巩固】

一、名词解释

真菌　菌丝　孢子

二、填空题

1. 近年来，由于_____、_____、_____的广泛使用，导致真菌感染率不断上升。

2. 真菌菌落有 3 种，分别为_____、_____和_____。

3. 皮肤癣菌为多细胞真菌，具有嗜_____的特性，人通过_____而感染，主要引起皮肤_____。

4. 新生隐球菌_____负染色后，镜检观察可见菌体外围肥厚_____，有时可见_____孢子。

5. 卡氏肺孢菌是兼有_____和酵母菌特点的单细胞真菌，通过空气传播，可引起卡氏肺孢菌性_____。

6. 和细菌比较，真菌的培养有"三低两高"：即_____要求低、_____低、_____低，需要较高的_____和_____。常用_____培养基培养。

7. 真菌对干燥、紫外线和一般消毒剂抵抗力_____，对常规抗生素_____。对抗真菌性药物（如两性菌素 B、酮康唑等）_____。

【综合练习】

A1 型题

1. 鹅口疮是由下列哪一种微生物引起的
   A．皮肤癣菌　　　B．白色念珠菌
   C．热带念珠菌　　D．新生隐球菌
   E．毛癣菌

2. 真菌感染率明显上升与下列哪种因素无关
   A．抗生素使用不当
   B．抗癌药物使用增多
   C．机体免疫力下降
   D．激素使用增多
   E．真菌发生耐药变异

3. 下列微生物属于真核细胞型微生物的是
   A．细菌　　　　　B．真菌
   C．衣原体　　　　D．支原体
   E．螺旋体

4. 黄曲霉毒素与下列哪种肿瘤关系最为密切
   A．原发性肺癌　　　B．食管癌
   C．原发性肝癌　　　D．肠癌
   E．肾癌

5. 常用墨汁染色法检查的病原体是
   A．钩端螺旋体　　　B．白色念珠菌
   C．皮肤丝状菌　　　D．新生隐球菌
   E．脑膜炎球菌

6. 白色念珠菌引起机体感染的主要原因是
   A．致病力强
   B．易产生耐药变异
   C．对抗生素不敏感
   D．机体免疫力下降
   E．侵入数量多

7. 新生隐球菌的致病物质主要是
   A．荚膜　　　　　B．孢子
   C．假菌丝　　　　D．细胞壁
   E．侵袭性酶

8. 培养真菌最适合的 pH 是
   A．2.0～4.0　　　B．3.0～4.0
   C．4.0～6.0　　　D．5.0～7.0
   E．6.0～8.0

9. 深部感染的真菌最适宜生长的温度是
   A．25 ℃　　　　　B．28 ℃

C. 30 ℃　　　　　　　D. 33 ℃

E. 35 ℃

10. 培养真菌首选下列哪种培养基

　　A. 普通琼脂平板　　B. 半固体培养基

　　C. 玻片小培养基　　D. 米汤培养基

　　E. 沙保弱培养基

11. 多细胞真菌的菌落类型是

　　A. 酵母型　　　　　B. 类酵母型

　　C. 丝状型　　　　　D. 类丝状型

　　E. 混合型

12. 以下对于真菌的描述，不正确的是

　　A. 属于真菌界

　　B. 无根、茎、叶

　　C. 含有叶绿素

　　D. 有完整细胞器

　　E. 多数对人有益无害

13. 真菌孢子的主要作用是

　　A. 抵抗不良环境　　B. 入侵宿主细胞

　　C. 繁殖　　　　　　D. 引起炎症反应

　　E. 引起变态反应

14. 可引起浅部、深部组织感染，又是医院感
染常见菌的是

　　A. 白假丝酵母菌　　B. 新生隐球菌

　　C. 皮肤丝状菌　　　D. 申克孢子丝菌

　　E. 卡氏肺孢菌

15. 引起皮肤癣症的是

　　A. 白假丝酵母菌　　B. 新生隐球菌

　　C. 皮肤丝状菌　　　D. 申克孢子丝菌

　　E. 卡氏肺孢菌

16. 生活史有滋养体和包囊两种形态的是

　　A. 白假丝酵母菌　　B. 新生隐球菌

　　C. 皮肤丝状菌　　　D. 卡氏肺孢菌

　　E. 曲霉菌

17. 常引起食物中毒的是

　　A. 白假丝酵母菌　　B. 新生隐球菌

　　C. 皮肤丝状菌　　　D. 卡氏肺孢菌

　　E. 曲霉菌

18. 真菌性阴道炎的病原体常见的是

　　A. 白假丝酵母菌　　B. 新生隐球菌

　　C. 皮肤丝状菌　　　D. 卡氏肺孢菌

　　E. 曲霉菌

A2 型题

1. 一个女婴，出生后 1 个月出现鹅口疮，经
抗真菌药治疗，病情未见好转，持续性加
重，10 个月后因肺部真菌感染死亡。尸检
发现该患儿胸腺发育不全。此患儿发生持
续真菌感染的原因主要是

　A. 吞噬细胞缺陷　　B. 体液免疫缺陷

　C. 细胞免疫缺陷　　D. 补体系统缺陷

　E. 继发性免疫缺陷

2. 男性患者，52 岁，长年务农。慢性肝炎、
肝硬化病史 25 年。每年 7~8 月雨季时，
会出现咳嗽、发热、胸部不适，抗生素治
疗效果不明显。最近咳嗽加重，来院就诊。
血中 AFP↑，临床诊断考虑是肝癌。二次
取痰培养出真菌，菌落呈黄绿色。镜检见
有隔菌丝，分生孢子梗顶端膨大形成球形
顶囊，小梗双层，顶端的分生孢子呈链状
排列、表面粗糙。该患者可能是哪种病原
菌感染

　　A. 烟曲霉　　　　　　B. 黄曲霉

　　C. 白假丝酵母菌　　　D. 新型隐球菌

　　E. 石膏样小孢子菌

3. 77 岁男性患者，有高血压、糖尿病病史。
脑出血后遗症，卧床 2 个多月。临床血常
规和尿常规检查确定为尿路感染。头孢他
啶治疗无效。尿培养检查培养出白假丝酵
母菌。可以选择治疗的药物是

　　A. 氨苄西林　　　　B. 氧氟沙星

　　C. 氟康唑　　　　　D. 苯唑西林

　　E. 阿莫西林

4. 急性白血病患者，经多种抗生素治疗无效，
化疗后合并肝肾侵袭性真菌感染。目前认
为诊断真菌感染的主要方法是

A．显微镜检查　　B．培养检查

C．生化试验　　　D．动物实验

E．血清学实验

5. 某女曾因治疗其他疾病长期使用过激素类药物，诊断为阴道炎。微生物学检查：宫颈分泌物直接涂片检查为革兰氏阳性，圆形、卵圆形的芽生孢子，在沙堡弱培养基上有假菌丝，引起阴道炎的病原体是

A．无芽胞厌氧菌

B．新型隐球菌

C．解脲脲原体

D．白假丝酵母菌

E．梅毒螺旋体

6. **76 岁男性**，患有慢性支气管炎。入冬时节，急性发作，伴有发热。头孢他啶治疗 2 周后症状缓解，但随后再次出现发热。深部咳痰检查发现革兰氏阳性、圆形、卵圆形的菌，经培养检查发现为痰中含有白假丝酵母菌，此时应该使用下述哪种药物治疗

A．罗红霉素　　　B．头孢呋辛钠

C．氟康唑　　　　D．特比萘芬

E．诺氟沙星

7. 某 **AIDS** 患者，出现严重的肺炎，痰涂片检查发现有孢子和滋养体存在，请问可能的病原体是

A．新型隐球菌　　B．申克孢子丝菌

C．烟曲霉　　　　D．毛霉

E．卡氏肺孢菌

8. **14 岁男性患者**，面部红斑、丘疹伴瘙痒 1 个月，伴脓疱和发热 9 天。经头孢曲松治疗无效，无接触狗、猫等动物史。取鳞屑及结痂经棉蓝染色见大量的有隔菌丝、棍棒状大分生孢子和大量散在的圆形或卵圆形小分生孢子。在沙堡弱培养基上培养可见绒毛状菌落，产生红色色素；该患者可能感染的皮肤癣菌是

A．红色毛癣菌

B．石膏样小孢子菌

C．絮状表皮癣菌

D．石膏样毛癣菌

E．铁锈色小孢子菌

9. **62 岁女性患者**，农民。右手背、右前臂结节、溃疡、淋巴结肿大 2 个月。有木刺刺伤史。就诊于当地医院给予抗生素及局部换药等治疗，症状未见缓解。皮肤组织培养菌落呈褐色皱膜状，镜下可见有隔菌丝及梨形小分生孢子。口服碘化钾治疗后症状缓解。该患者可能感染的病原菌是

A．红色毛癣菌

B．申克孢子丝菌

C．白假丝酵母菌

D．新型隐球菌

E．烟曲霉

10. 某女喜欢喂养鸽子。两个月前头疼，伴低热、呕吐，经抗病毒治疗，头痛减缓，近半个月症状加重。**CSF** 墨汁染色可见圆形透亮菌体，外周有一层肥厚荚膜。本病可能感染的病原菌是

A．白假丝酵母菌

B．新型隐球菌

C．结核分枝杆菌

D．脑膜炎奈瑟菌

E．流感嗜血杆菌

11. **54 岁女性**，患有支气管哮喘，咳嗽、咳痰、喘息 40 余年，最近病情加重 10 天，伴有头痛、胸闷、乏力。服用抗生素及激素进行治疗。胸部 **CT** 检查显示双肺感染。二次痰培养结果显示有真菌感染，菌落呈深绿色、粉末状。镜检见有隔菌丝，分生孢子梗顶端呈烧瓶状的顶囊，小梗呈单层，顶端有长短不等呈链状的分生孢子。伊曲康唑治疗病情好转。该患者可能是哪种真菌感染

A．新型隐球菌　　　B．白假丝酵母菌

C．烟曲霉　　　　　D．放线菌

E．申克孢子丝菌

（王小燕）

第二十四章 病毒学总论

第一节 病毒的基本性状

【知识要点】

一、病毒的概念

病毒是一类个体微小、结构简单、只含单一核酸（DNA 或 RNA）、必须在活细胞内寄生并以复制方式增殖的非细胞型微生物。

二、病毒的基本性状

1. 病毒的大小与形态：

(1) 病毒的大小：个体微小，以纳米（nm）为测量单位，必须用电子显微镜观察。

(2) 病毒的形态：多种多样，对人及动物致病的病毒多为球形。

2. 病毒的结构与化学组成：

病毒的结构简单，无细胞结构。其结构由内向外包括：

(1) 核心：为 DNA 或 RNA，携带病毒的遗传信息，控制病毒的形态、复制、遗传变异和感染性。

(2) 衣壳：为蛋白质，保护核心；与宿主细胞表面的受体结合，参与感染；具有免疫原性。

(3) 包膜：有的病毒有包膜，为脂类和蛋白质；保护核衣壳；与宿主细胞表面的受体结合，参与感染；具有免疫原性。

3. 病毒的增殖：病毒只能在易感活细胞内以复制的方式增殖。

(1) 增殖方式：借助宿主细胞提供的酶系统、能量、原料等，以复制方式完成。

(2) 增殖特点：只感染具有亲嗜性的易感细胞，即严格活细胞内寄生性。易感细胞是指细胞表面有特异的受体，能与病毒体表面配体位点特异性结合，并能支持病毒完成正常增殖的细胞。

(3) 增殖过程：从病毒进入宿主细胞开始，经基因组复制到释放出子代病毒，称为一个复制周期。一个复制周期依次包括吸附、穿入、脱壳、生物合成（核酸复制、蛋白质合成）及装配、成熟和释放等步骤。

(4) 增殖结果：可复制出完整的病毒颗粒或不完整的病毒颗粒。当病毒进入的细胞不能提供病毒复制的必备条件或病毒基因组不完整时，可发生病毒的异常增殖。因病毒基因组不完整或者因某一基因位点改变，不能进行正常增殖，复制不出完整的有感染性的病毒颗粒，此病毒称为缺陷病毒。

4. 病毒的干扰现象：是指当两种病毒感染同一细胞时，可发生一种病毒抑制另一种病毒增殖的现象。

(1) 病毒干扰现象的特点是：

① 干扰类型的多样性，可发生在异种、同种异型或同株之间。

② 干扰现象无特异性，干扰与被干扰关系并非固定，具有可变性。

(2) 病毒干扰现象的意义：

① 预防接种病毒疫苗时，应避免同时使用有干扰作用的两种病毒疫苗，以防止疫苗免疫效果的降低。

② 患病毒性疾病者应暂停接种病毒疫苗。

5. 病毒的抵抗力：

(1) 耐冷不耐热，加热 60 ℃ 30 min，可被灭活，即失去感染性。故病毒标本的保存应尽快低温冷冻，一般放于 − 70 ℃ 以下保存。

(2) 病毒对甘油有耐受力，无包膜病毒对乙醚、氯仿等脂溶剂不敏感。

(3) 对磺胺类药物、抗生素不敏感。

(4) 干扰素和某些中草药有抑制作用。

6. 病毒的变异性：常见类型有基因突变、基因重组与基因整合。

【课前预习】

一、基础复习

1. 病毒的特性。

2. 核酸。

二、预习目标

1. 病毒的测量单位是＿＿＿＿＿＿＿＿＿，对人和动物致病的病毒多数呈＿＿＿＿＿＿＿。

2. 病毒的结构由内向外依次是＿＿＿＿＿和＿＿＿＿＿，有的病毒还有＿＿＿＿＿＿。

3. 病毒的增殖周期包括＿＿＿＿＿＿＿、＿＿＿＿＿＿＿、＿＿＿＿＿、＿＿＿＿＿＿＿＿及＿＿＿＿＿＿、＿＿＿＿＿和＿＿＿＿＿＿等步骤。

4. 病毒耐＿＿＿不耐＿＿＿，对抗生素＿＿＿＿，某些中草药对它有＿＿＿作用。

【课后巩固】

一、名词解释

病毒　干扰现象　病毒灭活

二、填空题

1. 病毒的基本结构由＿＿＿＿和＿＿＿组成，称为＿＿＿＿＿＿＿＿＿。

2. 与致病性有关的病毒结构是＿＿＿＿＿＿＿＿＿和＿＿＿＿＿＿＿＿。

3. 病毒的增殖方式是＿＿＿＿＿＿＿，其过程包括＿＿＿＿＿＿、＿＿＿＿＿、

_____、_____、_____及_____等步骤。

4. 病毒对抗生素_____。

5. 病毒衣壳的作用有_____、_____和_____。

6. 有些病毒去除蛋白衣壳后，裸露核酸仍具有_____性，其特点是感染范围_____，但感染力_____。

【综合练习】

A1 型题

1. 病毒的大小测量单位是

A. nm　　　　　　　B. μm

C. mm　　　　　　　D. cm

E. m

2. 具有传染性的完整病毒颗粒是

A. 病毒核酸　　　　B. 病毒蛋白衣壳

C. 核衣壳　　　　　D. 病毒刺突

E. 病毒包膜

3. 病毒增殖的方式是

A. 复制　　　　　　B. 二分裂

C. 断裂　　　　　　D. 形成孢子

E. 出芽

4. 制备疫苗时，灭活处理病毒常用的方法是

A. 乙醚

B. 甲醛

C. 60 ℃ 30 min 加热

D. 抗生素

E. 乙醇

5. 保存病毒株常用的温度是

A. 4 ℃　　　　　　B. 0 ℃

C. −70 ℃　　　　　D. 37 ℃

E. 56 ℃

6. 以下关于病毒增殖的叙述，错误的是

A. 有严格寄生性

B. 必须借助宿主细胞酶系统来完成增殖

C. 必须在活细胞内寄生

D. 复制出的病毒都是完整病毒颗粒

E. 释放出的完整病毒又可侵入新的易感细胞

7. 病毒的结构由哪两种基本化学成分组成

A. 核酸和包膜　　　B. 蛋白质和核酸

C. 壳膜和核酸　　　D. 壳膜和核衣壳

E. 包膜和壳膜

8. 病毒核心的化学成分是

A. 磷酸　　　　　　B. 蛋白质

C. 肽聚糖　　　　　D. 糖类

E. 核酸

9. 病毒衣壳的化学成分是

A. 核酸外围的蛋白质

B. 核酸外围的多肽

C. 核酸外围的糖蛋白

D. 核酸外围的脂类

E. 核酸

10. 病毒在细胞内的增殖过程不包括下列哪个

A. 吸附与侵入　　　B. 脱壳

C. 合成与装配　　　D. 释放

E. 二分裂

11. 病毒对细胞的感染具备下列哪一特点

A. 感染所有活细胞

B. 感染所有活体动物细胞

C. 感染动物细胞

D. 具有严格的选择性和特异性

E. 具有广泛感染性

12. 以下对病毒体特性的描述，错误的是

A. 以复制方式进行增殖

B. 测量单位是 μm

C. 只含一种核酸（DNA 或 RNA）

D. 专性细胞内寄生

E．对抗生素不敏感

13. 病毒遗传信息的物质基础是

A．核酸　　　　　B．蛋白质衣壳

C．包膜　　　　　D．刺突

E．非结构蛋白

14. 来源于宿主细胞的病毒结构是

A．核酸　　　　　B．蛋白质衣壳

C．包膜　　　　　D．刺突

E．非结构蛋白

15. 与病毒顿挫感染有关的是

A．非易感细胞　　B．基因不完整

C．干扰现象　　　D．包膜缺失

E．非结构蛋白

16. 与缺陷病毒的形成有关的是

A．非易感细胞　　B．基因不完整

C．干扰现象　　　D．包膜缺失

E．非结构蛋白

第二节　病毒的感染与免疫性

【知识要点】

病毒性疾病具有传染性强、病死率高、持续感染多见、与肿瘤的发生密切相关等特点。

一、病毒感染的途径与类型

1. 病毒感染的方式和途径：

(1) 水平传播：是指病毒在人群中不同个体之间的传播，也包括从动物到动物再到人的传播。传播途径包括皮肤、呼吸道、消化道、血液和性接触等。

(2) 垂直传播：指病毒经胎盘或产道由亲代传给子代的传播方式。

2. 病毒感染的类型：病毒感染因其种类、毒力和机体免疫力不同，可呈现不同的感染类型。

(1) 隐性感染：指病毒侵入机体后不引起明显的临床症状，但病毒可在体内增殖并向外界播散，成为重要的传染源，病毒感染后大多数表现为隐性感染。

(2) 显性感染：指病毒侵入机体后在细胞内大量增殖，引起明显的临床症状，又称临床感染。感染可以是局部的，也可以是全身性的。根据发病特点可分为：

① 急性感染。

② 持续性感染，包括：

· 慢性感染，如乙肝病毒。

· 潜伏感染，如水痘-带状疱疹病毒。

· 慢发感染，如艾滋病病毒。

· 急性感染的迟发并发症，如麻疹病毒引起亚急性硬化性全脑炎。

二、病毒的致病性

1. 病毒直接损伤宿主细胞：

(1) 溶解细胞效应。

(2) 细胞膜改变。

（3）细胞转化（致畸性和致癌）。

（4）细胞凋亡。

（5）包涵体的形成：包涵体是病毒感染细胞后，在胞质或核内出现的具有特殊染色性的圆形或椭圆形块状结构，是病毒感染细胞的重要标志，具有鉴别作用。

2. 机体产生抗病毒的免疫也引起宿主细胞的损伤：包括体液免疫和细胞免疫。

三、抗病毒免疫

1. 概述：机体抗病毒免疫由非特异性免疫和特异性免疫两者协同作用来完成。非特异性免疫是机体防御病毒的第一道防线，而机体的特异性免疫是宿主清除病毒感染、防止再次感染的最佳途径。细胞外的病毒以体液免疫为主，细胞内的病毒以细胞免疫、干扰素作用为主。

2. 干扰素：是在病毒或干扰素诱导剂的作用下，由宿主细胞产生的一组具有高活性、多种功能的糖蛋白。

（1）干扰素的作用：① 具有广谱的抗病毒；② 抗肿瘤；③ 免疫调节。

（2）干扰素的特点：① 广谱性（抗多种病毒）；② 间接性（干扰素通过诱导细胞产生抗病毒蛋白而发挥作用）；③ 种属的特异性。

【课前预习】

一、基础复习

1. 病毒的概念。

2. 病毒的结构。

3. 病毒的增殖方式。

4. 病毒对抗生素的反应。

二、预习目标

1. 病毒的水平传播途径包括_____、_____、_____、_____和_____等。

2. 病毒的持续性感染，包括_____、_____、_____和急性感染的_____。

3. 病毒的直接损伤宿主细胞，包括_____、_____、_____（致畸性和致癌）、_____和_____的形成。

4. 干扰素的作用有广谱的_____、_____和_____。

【课后巩固】

一、名词解释

垂直感染　　干扰素　　包涵体　　水平传播

二、填空题

1. 病毒包涵体的出现是_____的标志。

2. 垂直感染是_____传给_____的传播方式。

3. 干扰素的作用有_____、_____和_____；其作用具有_____和_____的特点。

4. 病毒侵入细胞内增殖，可导致_____、_____或_____等方面的损害。

5. 机体在清除病毒的免疫作用中，对细胞外的病毒以_____免疫为主，对细胞内的病毒以_____免疫和_____的作用为主。

【综合练习】

A1 型题

1. 病毒侵入机体后，不出现明显的临床症状，此类感染称为
   - A. 亚急性感染
   - B. 慢性感染
   - C. 潜伏性感染
   - D. 慢发感染
   - E. 隐性感染

2. 以下关于干扰素的描述，正确的是
   - A. 仅对某一种病毒发挥作用
   - B. 抑制病毒吸附于易感细胞
   - C. 直接杀伤病毒
   - D. 作用具有特异性
   - E. 由宿主细胞产生

3. 病毒侵入宿主细胞内复制成熟后，在很短时间内一次释放大量子代病毒，细胞被裂解而死亡，可造成哪种病毒感染状态
   - A. 慢性感染
   - B. 溶细胞型感染
   - C. 稳定状态感染
   - D. 细胞凋亡
   - E. 细胞转化

4. 病毒在宿主细胞内增殖，受染细胞内可出现具有鉴别意义的结构是
   - A. 荚膜
   - B. 包涵体
   - C. 芽胞
   - D. 核糖体
   - E. 异染颗粒

5. NK 细胞对病毒的作用机制，以下错误的描述是
   - A. NK 细胞释放穿孔素发挥作用
   - B. 作用的靶细胞是非特异性的
   - C. 凡是被病毒感染的细胞，NK 细胞均具有作用
   - D. 对细胞外的病毒也可发挥作用
   - E. NK 细胞可释放肿瘤坏死因子以破坏靶细胞

6. 干扰素的抗病毒作用是
   - A. 抑制病毒的致病作用
   - B. 阻止病毒的吸附
   - C. 诱导细胞产生抗病毒蛋白
   - D. 直接灭活病毒
   - E. 直接抑制病毒的增殖

7. 孕妇感染 HIV 病毒后，胎儿也可被感染，称之为
   - A. 水平感染
   - B. 垂直感染
   - C. 细胞内感染
   - D. 细胞外感染
   - E. 以上均不对

第三节　病毒感染的检查和防治原则

【知识要点】

一、病毒感染的检查

1. 病毒标本采集与送检的主要原则：

(1) 早期采集标本，不同病变取不同标本。

(2) 无菌采集，杂菌标本加抗生素处理。

(3) 快速送检，冷藏（ -70 ℃）速送。

(4) 血清学标本：取双份血清（早期和恢复期），效价升高 4 倍有诊断价值。

2. 检查方法：

(1) 显微镜检查：普通光镜检查主要观察受染细胞的病变及病毒包涵体。电镜检查可直接观察病毒颗粒形态。

(2) 分离培养：根据病毒的亲嗜性，选用不同的活细胞培养，其方法有细胞培养、鸡胚培养和动物培养，最常用的是细胞培养。

(3) 抗原抗体检测：机体感染病毒后，既可以查病毒抗原，又可以查病毒相应的抗体。以检测抗体为主，检测出特异性 IgM，可作为某些病毒感染的早期诊断指标；检测出特异性 IgG，可作为曾经感染某病毒的指标。

(4) 核酸的检测：检测出病毒的核酸是最直接的病毒感染依据，常采用病毒核酸杂交技术或 PCR 进行病毒核酸的测定。

二、病毒感染的防治原则

1. 特异预防：

(1) 特异疫苗预防效果好（主要有灭活或减毒疫苗、基因工程疫苗、核酸疫苗等）。

(2) 切断传播途径，避免接触传染源，以减少发病。

(3) 被动免疫：用人血清免疫球蛋白紧急预防和治疗。

2. 病毒感染的治疗：病毒感染目前尚无特效药物治疗，多采用综合治疗方法。

(1) 提高机体抗病毒免疫力。

(2) 选用抑制病毒复制的药物或制剂（如核苷类药物、病毒蛋白酶抑制剂、抗病毒基因治疗、干扰素等）。

【课前预习】

一、基础复习

1. 干扰素的作用。

2. 病毒感染细胞的标志。

二、预习目标

1. 病毒标本的采集要在疾病的_____采集，杂菌标本加_____处理。

2. 病毒的分离培养方法有_____、_____和_____。

3. 病毒感染目前尚_____特效药物治疗，故注重_____。

【课后巩固】

填空题

1. 病毒检查的方法，除用显微镜观察外，还可以用_____、_____和_____方法。

2. 病毒标本采集与送检的主要原则有_____、_____、_____、_____及_____等。

3. 目前主要有_____、_____、_____、_____等类型疫苗用于预防病毒性感染。

4. 病毒的培养有_____培养、_____培养和_____培养。

【综合练习】

A1 型题

1. **最常用的病毒培养方法是**

   A. 血平板培养

   B. 细胞培养

   C. 鸡胚培养

   D. 动物接种

   E. 普通肉汤培养

2. **下列病毒标本的采集原则中，错误的是**

   A. 早期采集

   B. 及时送检

   C. 标本保温不应低于室温

   D. 标本置于 50% 甘油盐水中

   E. 取感染早晚期血清以测定抗体效价变化

3. **为早期诊断病毒感染，应进行下列哪项检查**

   A. 特异性 IgM

   B. 特异性 IgG

   C. 组织细胞培养

   D. 鸡胚培养

   E. 动物接种

（陈珊）

第二十五章 呼吸道病毒

【知识要点】

呼吸道病毒是指一大类能侵犯呼吸道、引起呼吸道局部病变或仅以呼吸道为入侵门户，主要引起呼吸道外组织器官病变的病毒。

临床上的急性呼吸道感染中有 90%~95% 是由这群病毒引起的。具有感染力强、传播快、潜伏期短、起病急等特点。

一、流行性感冒病毒

1. 生物学性状：

(1) 形态：有包膜的球形或丝状 RNA 病毒。

(2) 结构：主要包括病毒核酸与蛋白质组成的核衣壳和包膜三部分。包膜上含有刺突血凝素（HA）和神经氨酸酶（NA）两种。

(3) 分型：根据核蛋白抗原和 M 蛋白抗原的不同，将流感病毒分为甲、乙、丙三型。甲型流感病毒根据表面抗原 HA 和 NA 的抗原性不同又分为若干亚型。

(4) 甲型流感病毒抗原变异与流感流行的关系： 根据 HA 和 NA 的变异有两种形式。

① 抗原漂移，其变异幅度小，属量变，由点突变造成，出现新的变异株，引起局部中、小型流行。

② 抗原转换，其变异幅度大，属质变，导致新亚型的出现，引起世界性的暴发流行。

2. 流感病毒的致病性与免疫性：

(1) 致病性：该病毒是引起流感的病原体。病毒经呼吸道传播感染，急性期患者为主要传染源。病毒在局部黏膜细胞内增殖，多不入血，但其毒素样物质入血引起全身中毒反应，而呼吸道局部的卡他症状较轻。

(2) 免疫性：病后以体液免疫为主，尤其是 sIgA（HA 抗体）在预防同型病毒再感染和阻止疾病发生中起着重要作用。NA 抗体可抑制病毒释放，阻止病毒扩散。亚型间无交叉免疫。

3. 流感的预防原则：以预防为主，流行性感冒传染性强，多呈季节性流行，流行期间尽量避免人群聚集。治疗尚无特效疗法，目前主要是对症治疗及预防继发细菌感染。金银花、板蓝根等在减轻症状、缩短病程方面有一定效果。

二、麻疹病毒

1. 麻疹病毒的生物学特点：

(1) 为单链 RNA、有包膜的球形病毒。

(2) 膜上含有 2 种刺突，即血凝素和 F 蛋白。

(3) 病毒可使细胞融合成多核巨细胞，在感染细胞核和细胞质中形成嗜酸性包涵体。

2. 麻疹病毒的致病性与免疫性：

(1) 致病性：病毒经呼吸道传播，引起麻疹。

① 潜伏期至急性期患儿为传染源。

② 病毒 2 次入血，在细胞内增殖引起全身皮肤、黏膜、神经系统病变。

③ 感染早期，多数患儿口颊内侧黏膜处出现灰白色外绕红晕的柯氏斑（Koplik 斑），可作为早期临床诊断的依据之一。

④ 极少数可引起慢发感染，导致亚急性硬化性全脑炎。

(2) 免疫性：感染时可引起暂时性免疫抑制；病后可获得牢固免疫（终身免疫），新生儿从母乳中可获得自然被动免疫。

3. 麻疹的防治：

(1) 预防：接种麻疹减毒活疫苗，初次接种在 8 月龄，1 年后及学龄前再强化免疫，孕妇不宜接种疫苗。

(2) 紧急预防和治疗：对麻疹接触者，用丙种球蛋白或胎盘球蛋白可防止发病或减轻症状。

三、腮腺炎病毒

1. 生物学性状：呈球形，有包膜，属于 RNA 病毒，其上有血凝素、神经氨酸酶和融合因子刺突。

2. 致病性：

(1) 腮腺炎病毒主要引起流行性腮腺炎，以一侧或双侧腮腺肿大、疼痛为主要症状。

(2) 并发症有：睾丸炎、卵巢炎、病毒性脑炎、获得性耳聋等，是导致不育症和儿童期获得性耳聋的常见原因之一。

3. 免疫性：病后可获得牢固免疫力。典型病例无需实验室检查即可作出诊断。

4. 防治：及时隔离患者，防止传播。疫苗接种是唯一有效的预防措施，分别在 18 月龄和 12 周岁时接种。目前，疫苗有 2 种，一种是三联疫苗（MMR），另一种是单价减毒活疫苗。

四、风疹病毒

1. 生物学特点：为球形、有包膜的 RNA 病毒。风疹病毒只有一个血清型，人是其唯一宿主。

2. 致病性：风疹病毒是引起风疹的病原体，儿童是主要易感者。病毒经呼吸道传播，经病毒血症播散全身。主要表现为全身性浅红色斑丘疹。病后可获得持久免疫力。孕妇 4 个月内感染风疹病毒对胎儿危害最大。病毒可垂直感染胎儿，导致胎儿畸形或先天性风疹综合征，婴儿出生后表现为先天性心脏病、先天性耳聋和白内障等。

3. 预防：主要是接种风疹减毒活疫苗或三联疫苗（MMR）。如果抗体阴性的孕妇与患者接触，应立即大量注射丙种球蛋白，以紧急预防；同时，应对孕妇进行风疹病毒感染的监测。

五、冠状病毒

1. 生物学特点：为 RNA 有包膜的病毒，该病毒主要引起普通感冒。病后免疫力不强，可再次引起感染。

2. SARS 冠状病毒：

(1) 是一种变异冠状病毒，其传染性强，抵抗力也强。

(2) 致病性：该病毒主要通过飞沫经空气传播，急性期患者是主要传染源。病毒主要引起以肺部损伤为主的呼吸道急性传染病。WHO 将其命名为严重急性呼吸综合征（SARS），我国 2003 年 4 月将其正式列入法定传染病，称为传染性非典型肺炎。

(3) 防治：因无特效药物，以综合治疗为主。由于人群对 SARS 冠状病毒普遍易感，故预防工作尤为重要，其预防原则是：

① 采取综合性措施，严格管理传染源，做到五早，即早发现、早报告、早隔离、早诊断和早治疗。

② 切断传播途径，保持良好的个人习惯和室内空气流通。

③ 保护易感人群，尤其是老年人、慢性病患者和医护人员。

④ 做好疾病的监测工作。

目前，SARS 特异性疫苗尚处于研究试验阶段。

【课前预习】

一、基础复习

1. SARS 病毒。

2. 病毒的感染方式。

二、预习目标

1. 呼吸道病毒包括_____、麻疹病毒、腮腺炎病毒、_____和_____等。

2. 流感病毒包膜上有 2 种刺突，即_____（HA）和_____（NA）。

3. 麻疹患儿口颊内侧有灰白色外绕红晕的_____，为早期诊断依据之一。

【课后巩固】

一、名词解释

抗原性漂移　　抗原性转变

二、填空题

1. 流感病毒最主要的生物学特性是_____。

2. 流感病毒易引起流感流行与其_____或_____容易发生变异有关。

3. 流感病毒的核酸类型是_____，其结构特点是_____，该特点使病毒在复制中易发生_____变化。

4. 接触过麻疹患者的易感儿童，紧急预防时可用_____或_____。

5. 冠状病毒引起的疾病主要是_____。

6. WHO 继消灭天花后，又提出在世界范围内消灭_____和_____的目标。

7. MMR 三联疫苗由_____、_____和_____组成。

【综合练习】

A1 型题

1. 下列流行性感冒病毒的生物学特征中，错误的是
   - A. 结构分核衣壳和包膜
   - B. 双链 DNA 病毒
   - C. 根据核心抗原分型
   - D. 包膜刺突容易发生抗原变异
   - E. 病后免疫力弱

2. 慢发感染可引起亚急性硬化性全脑炎的病毒是
   - A. 腮腺炎病毒
   - B. 风疹病毒
   - C. 麻疹病毒
   - D. 乙脑病毒
   - E. 森林脑炎病毒

3. 流感病毒引起大流行的主要原因是
   - A. 病毒毒力强
   - B. 病毒抗原性弱
   - C. 人对病毒免疫力降低
   - D. 病毒 HA 和 NA 易发生变异
   - E. 病毒侵入血流

4. 我国首先研制出的疫苗是
   - A. 麻疹疫苗
   - B. 乙肝疫苗
   - C. 风疹疫苗
   - D. 白百破三联疫苗
   - E. 乙脑疫苗

5. 下列微生物中易发生垂直传播导致胎儿畸形的是
   - A. 麻疹病毒
   - B. SARS 冠状病毒
   - C. 流感病毒
   - D. 腮腺炎病毒
   - E. 风疹病毒

6. 腮腺炎病毒感染常见的并发症是
   - A. 咽炎
   - B. 肺炎
   - C. 睾丸炎或卵巢炎
   - D. 肝炎
   - E. 肾炎

7. 下列关于 SARS 冠状病毒的描述中，错误的是
   - A. 是变异的冠状病毒
   - B. 主要通过飞沫经空气传播
   - C. 急性期患者是主要传染源
   - D. 以肺部损伤为主
   - E. 已经找到特效抗 SARS 冠状病毒药物

8. SARS 病毒与哪种病毒变异有关
   - A. 风疹病毒
   - B. 冠状病毒
   - C. 流感病毒
   - D. 乙脑病毒
   - E. HIV

9. 能导致患儿口颊内侧黏膜处出现柯氏斑（Koplik 斑）的是
   - A. 流感病毒
   - B. 麻疹病毒
   - C. 风疹病毒
   - D. SARS 病毒
   - E. 肺炎支原体

10. 引起传染性非典型肺炎的病原体是
    - A. 流感病毒
    - B. 麻疹病毒
    - C. 风疹病毒
    - D. SARS 病毒
    - E. 肺炎支原体

A2 型题

1. 某孕妇，怀孕 14$^+$ 周，疑似感染风疹病毒，为防止畸形胎儿的出生，应进行快速、简易的诊断是
   - A. 补体结合试验
   - B. 血凝抑制试验
   - C. 病毒特异性 IgM 抗体检测

D．中和试验

E．病毒核酸检测

2．某 6 岁男孩，出现发热、疲劳、耳痛和脸颊肿大。下列哪个患者信息可以确诊他感染了腮腺炎病毒

A．疫苗接种史

B．腮腺炎接触史

C．检测到腮腺炎病毒特异的 IgM 抗体

D．脑炎症状

E．睾丸炎的临床表现

3．8 个月大婴儿怀疑为呼吸道合胞病毒感染，最可能出现下列哪种临床疾病

A．支气管炎　　　B．脑炎

C．脑膜炎　　　　D．咽炎

E．胰腺炎

4．20 个月男孩出现发热、易怒、红色皮疹，起始于面部，后扩散到全身。9 岁时出现神经功能恶化，被诊断为亚急性硬化性全脑炎，下述哪个说法正确

A．缺陷性水痘-带状疱疹病毒在脑组织中出现

B．在脑脊液中检测到高滴度的麻疹病毒抗体

C．风疹病毒感染的迟发并发症

D．大脑功能渐进性衰退

E．注射疫苗的偶发现象

5．某 70 岁老人，未接种流感疫苗而感染流感。一周后死于急性肺炎，可能是下列哪个病原体引起的

A．军团菌　　　　B．金黄色葡萄球菌

C．麻疹病毒　　　D．巨细胞病毒

E．李斯特菌

6．某 27 岁妇女，怀孕 2 个月，出现发热、不适和关节痛。脸部和躯干出现斑丘疹。诊断为风疹，担心胎儿可能被感染出现先天性风疹综合征。下述哪项正确

A．此疾病可以通过麻疹疫苗预防

B．未经免疫的怀孕妇女在怀孕的任何阶段被感染，胎儿都可能出现先天畸形

C．耳聋是先天性风疹综合征的一个常见缺陷

D．只有极少数风疹病毒株有致畸作用

E．以上都不对

（陈珊）

第二十六章　肠道病毒

【知识要点】

肠道病毒是指经消化道侵入并引起消化道及其他组织器官病变的一类病毒。其共同特征：球形，无包膜 RNA 病毒。在易感细胞中增殖，快速导致细胞病变。抵抗力较强，耐酸和乙醚，在 pH 3 ~ 9 条件下稳定。对紫外线、干燥敏感，56 ℃ 30 min 可灭活病毒。经粪—口途径传播，多数人感染后为隐性感染，临床症状多样化，感染后对同型病毒有较牢固的免疫作用。

一、脊髓灰质炎病毒

脊髓灰质炎病毒是脊髓灰质炎的病原体。

1. 分型：有 3 个血清型，各型间很少有交叉免疫，我国以 I 型居多。

2. 致病性：

(1) 传染源：患者及无症状的隐性感染者。

(2) 传播方式：主要是通过粪—口途径。

(3) 致病机制：病毒 2 次入血，突破血脑屏障，侵犯脊髓前角和脑干的运动神经细胞，引起肢体肌肉弛缓性麻痹，多发于儿童，故又称小儿麻痹症。潜伏期为 3 ~ 14 天。

(4) 结局：

① 大多为隐性感染，患者只出现发热、头痛、乏力、咽痛等非特异性症状，可迅速恢复。

② 1% ~ 2% 的患者可发生非麻痹型脊髓灰质炎或无菌性脑膜炎。

③ 只有 1‰ 的儿童或 2% 的成人可产生严重结局，包括暂时性肢体麻痹、永久弛缓性肢体麻痹。

④ 极少数患者发展成延髓麻痹，导致呼吸、心脏衰竭死亡。

3. 预防：

(1) 特异性疫苗预防：通过服用 OPV 为主。对象是 5 岁以下儿童。冬春季进行。我国实行的是 2 月龄开始连服 3 次 TOPV，每次间隔 1 个月，4 岁强化一次的免疫程序，以保持持久免疫力。

(2) 紧急预防和治疗：注射丙种球蛋白。

二、柯萨奇病毒和埃可病毒

这两种病毒的生物学特性与脊髓灰质炎病毒相似。病毒经消化道侵入，在上呼吸道黏膜、肠道淋巴结细胞内增殖，随后入血定位于神经系统、心血管系统、呼吸系统或其他组织，引起多种多样的临床表现。

1. 柯萨奇病毒：主要引起疱疹性咽峡炎、手足口病、流行性胸痛、心肌炎、类脊髓灰质炎、普通感冒等。

2. 埃可病毒：主要引起病毒性脑膜炎、婴幼儿腹泻、儿童皮疹等。

三、轮状病毒

轮状病毒呈球形，无包膜，因双层衣壳呈放射状排列，外形呈车轮状，故而得名。人类感染轮状病毒常见的是 A～C 组，A 组最常见。主要经粪-口传播，是引起 6 月龄～2 岁婴幼儿发生严重急性胃肠炎的主要病原体，主要表现是突然发热、呕吐、腹泻，一般为自限性。但当婴儿严重脱水、治疗不及时或毒株毒力强时，是导致婴儿死亡的主要原因之一。

【课前预习】

一、基础复习

1. 病毒的水平传播。
2. 病毒性疾病的治疗。

二、预习目标

1. 肠道病毒最常见的有_____、_____、_____和_____。
2. 小儿麻痹症的病原体是_____，手足口病的病原体是_____，_____引起婴幼儿重症腹泻。

【课后巩固】

填空题

1. A 组轮状病毒主要引起幼儿_____。B 组病毒可引起成人_____症状。
2. 脊髓灰质炎病毒经_____途径传播，侵犯_____细胞，导致_____。
3. 肠道病毒的核酸均为_____类型，_____包膜，对乙醚_____。
4. 脊髓灰质炎病毒感染的预防可有_____和_____两种疫苗。
5. 柯萨奇病毒和埃可病毒均经_____途径感染，但很少引起_____疾病。

【综合练习】

A1 型题

1. 下列微生物不经消化道传播的是
   A. 霍乱弧菌
   B. 脊髓灰质炎病毒
   C. 甲型肝炎病毒
   D. 轮状病毒
   E. 乙脑病毒

2. 引起小儿麻痹症的病原体是
   A. 细菌
   B. 脊髓灰质炎病毒
   C. 风疹病毒
   D. 轮状病毒
   E. 柯萨奇病毒

3. 衣壳呈放射状排列的病毒是
   A. 冠状病毒
   B. 轮状病毒
   C. 埃可病毒

D．柯萨奇病毒

E．狂犬病病毒

4. **导致婴幼儿重症腹泻的主要病原体是**

A．风疹病毒

B．脊髓灰质炎病毒

C．轮状病毒

D．柯萨奇病毒

E．ECHO 病毒

5. **引起手足口病的病原体是**

A．风疹病毒

B．脊髓灰质炎病毒

C．轮状病毒

D．柯萨奇病毒

E．ECHO 病毒

6. **口服糖丸是预防**

A．风疹病毒

B．脊髓灰质炎病毒

C．轮状病毒

D．柯萨奇病毒

E．ECHO 病毒

A2 型题

1. **一个 4 岁女孩轻微发热，口咽部疼痛，口腔黏膜、牙龈、咽部、嘴唇以及手和脚后跟边缘有无数水疱状病变。小泡不含巨细胞或异常细菌。患者一周后自愈。患者最可能感染的病原体是**

A．单纯疱疹病毒

B．麻疹病毒

C．水痘-带状疱疹病毒

D．肠道病毒 EV 型

E．立克次体

2. **15 个月的婴儿出现严重水样腹泻及呕吐，病程持续 5 天，临床粪便标本检查未见致病菌、寄生虫及虫卵。考虑为何种病原体感染**

A．轮状病毒

B．肠道病毒 E71 型

C．埃可病毒

D．柯萨奇病毒

E．单纯疱疹病毒

3. **某幼儿园的 2 岁男孩，突然发热、呕吐和腹泻 1 天，腹泻排出的是大量水样便，导致患儿不愿进食。在他所上的幼儿园中，还有其他的孩子也出现了类似症状，但在幼儿园老师中没有类似病例出现。初步判断最可能的病原体是**

A．A 组轮状病毒

B．B 组轮状病毒

C．肠道腺病毒

D．星状病毒

E．柯萨奇病毒

4. **国庆大假刚过，医院就收治一名 3 岁患儿。她突然发热，每天大约 7 次水样腹泻，并伴有呕吐。临床医生初步诊断为"秋季腹泻"，下列微生物学检查中最不需要做的是**

A．电镜观察病毒形态

B．ELISA 测病毒抗原

C．提取病毒核酸电泳

D．RT-PCR 查病毒核酸

E．细胞培养分离病毒

5. **幼儿园刚放暑假，一名 3 岁男孩就出现水样腹泻，并伴有咽痛；患儿还有轻度发热，但呕吐症状不明显。最可能的病原体是**

A．C 组轮状病毒

B．B 组轮状病毒

C．肠道腺病毒

D．杯状病毒

E．柯萨奇病毒

6. **时值秋末冬初季节，某幼儿园突发公共卫生事件，多数在园的幼儿突然出现恶心、呕吐、腹痛和水样腹泻，疑为杯状病毒感染所致。下列方法中最快速的病原体检查方法是**

A．细胞培养分离病毒

B．检查病毒核酸

C．检查病毒抗原

D．免疫电镜查病毒颗粒

E．以上都可以快速诊断

7．患者为一名 3 岁的幼儿园男孩，已经发热 2 天，流口水现象严重，食欲明显下降。查体发现患儿手、足部位皮肤出现斑丘疹，伴有明显的口腔黏膜溃疡。据孩子家长说，患儿所在幼儿园的其他幼儿也有类似表现。初步判断最可能的病原体是

A．EV71　　　　B．CVB3

C．OPV　　　　D．星状病毒

E．埃可病毒

8．一名女孩在口服脊髓灰质炎减毒活疫苗（OPV）后出现发热、颈背强直、暂时性肢体麻痹等症状，初步诊断为疫苗相关麻痹

型脊髓灰质炎（VAPP）。为避免类似事件的发生，最好的办法是

A．不用减毒活疫苗

B．不用灭活疫苗

C．先用 OPV，再用 IPV

D．先用 IPV，再用 OPV

E．OPV+IPV 同时使用

9．患儿出现发热、头痛、呕吐和脑膜刺激征症状，脑脊液涂片未查见细菌，初步诊断为无菌性脑膜炎。下列病毒中哪一种不可能是无菌性脑膜炎的病原体

A．脊髓灰质炎病毒

B．新型肠道病毒 69 型

C．柯萨奇病毒 A2 型

D．埃可病毒 1 型

E．新型肠道病毒 71 型

（张亚春）

第二十七章　肝炎病毒

【知识要点】

肝炎病毒是指以侵害肝脏为主、引起病毒性肝炎的一组病原体。目前已知至少有 5 种肝炎病毒，即甲型肝炎病毒（HAV）、乙型肝炎病毒病毒（HBV）、丙型肝炎病毒（HCV）、丁型肝炎病毒（HDV）和戊型肝炎病毒（HEV），见表 27-1。近年来还发现许多与人类肝炎相关的病毒，如己型肝炎病毒（HFV）、庚型肝炎病毒（HGV）和 TT 型肝炎病毒（TTV）等。

表 27-1　常见 5 种肝炎病毒的比较

病毒	核酸	主要传播途径	引起肝炎	预后
HAV	RNA	消化道	急性，可彻底治愈	好
HBV	DNA	血液，性接触	慢性，可转化为肝硬化和肝癌	差
HCV	RNA	血液，性接触	慢性，可转化为肝硬化和肝癌	差
HDV	缺陷 RNA	血液，性接触	慢性，与乙肝合并导致重症肝炎	差
HEV	RNA	消化道	急性	好

一、甲型肝炎病毒（HAV）

1. 主要生物学性状：HAV 属小 RNA 病毒科，呈球形，无包膜，基因组为 RNA。抵抗力较强。

2. 致病性与免疫性：

(1) HAV 病毒通过粪—口传播，进入机体后最终侵犯肝脏，引起甲型肝炎。

(2) 致病机制：除了病毒直接损伤肝细胞的作用外，机体的抗感染免疫也可引起肝组织损害。

(3) 病毒感染机体后，机体产生特异性抗-HAV，对再感染有一定的免疫力，甲型肝炎的预后良好。

3. 实验室检查：临床上常采用免疫学方法检测 HAV 特异性抗体。对于感染早期的患者，可用 RIA 或 ELISA 法检测血清中的抗-HAV IgM。

4. 预防措施：加强卫生宣教工作和饮食卫生管理，管好粪便，保护水源，注射丙种球蛋白等措施可预防甲型肝炎。目前，我国使用减毒甲肝活疫苗，效果良好。

二、乙型肝炎病毒（HBV）

1. 主要生物学特性：

(1) 形态：HBV 为 DNA 病毒，具有 3 种形态，即大球形颗粒（Dane 颗粒）、小球形颗粒及管形颗粒。其中 Dane 颗粒是完整的 HBV 颗粒，有感染性；后两者只含衣壳蛋白。

(2) HBV 的抗原抗体系统有：HBsAg、抗-HBs；HBeAg、抗-HBe；HBcAg、抗-HBc；preS、抗-preS。

(3) 抵抗力：较强。

2. 致病性：

(1) 传染源：主要是乙肝患者或无症状 HBsAg 携带者。

(2) HBV 的传播方式：主要通过血液传播、母婴传播、医源性传播，也可经性及密切接触者传播，引起乙肝。

(3) 致病机制：病毒在体内增殖，除了对肝细胞有直接的损害作用外，还可引起机体产生免疫病理损害。慢性肝炎可促成纤维组织增生，引起肝硬化，少数可发展为肝癌。

3. 实验室检查：目前，主要用血清学方法检测"两对半"，即 HBsAg、抗-HBs、HBeAg、抗-HBe 及抗-HBc 五项。

4. 预防措施：主要实行严格管理传染源和切断传播途径为主的综合性措施。严格筛选供血员，严格消毒医疗器械、患者的分泌物和排泄物，提倡使用一次性注射器具。接种乙肝疫苗是最有效的预防方法，用高价抗-HBs 的人血清免疫球蛋白（HBIg）可作被动免疫预防。

三、丙型肝炎病毒（HCV）

HCV 是一类具有包膜结构的 RNA 病毒。其感染途径与 HBV 相似，比乙型肝炎更易转为慢性，是输血后慢性肝炎及肝硬化的主要原因之一。临床常用 ELISA 法检测抗 HCV 抗体。

四、丁型肝炎病毒（HDV）

HDV 是一种缺陷病毒，须在 HBV 或其他嗜肝 DNA 病毒辅助下才能复制，与 HBV 协同或同时感染，其感染常导致乙型肝炎感染者的症状加重与恶化。

五、戊型肝炎病毒（HEV）

HEV 通过粪-口传播引起急性戊型肝炎，发病后，患者一般 6 周好转并痊愈，不发展为慢性肝炎。病情较重的孕妇感染后胎儿的死亡率高。

六、庚型肝炎病毒（HGV）和输血传播型肝炎病毒（TTV）

1. HGV 为单正链 RNA 病毒，常与 HBV 或 HCV 合并感染。

2. TTV 无包膜，基因组为单负链环状 DNA，主要通过血液或血制品传播，其致病机制尚不明确。

【课前预习】

一、基础复习

1. 献血员献血前要查的传染病。

2. 病毒的致病机制。

3. 病毒感染与肿瘤的关系。

二、预习目标

1. 引起人类肝炎的病毒主要有＿＿＿＿＿＿＿、＿＿＿＿＿＿＿、＿＿＿＿＿＿＿、＿＿＿＿＿＿＿、＿＿＿＿＿＿＿，近年还发现了＿＿＿＿＿＿＿＿和＿＿＿＿＿＿＿＿等。

2. 主要经粪—口传播的肝炎病毒有＿＿＿＿＿＿＿＿＿＿、＿＿＿＿＿＿＿＿＿＿。

【课后巩固】

一、名词解释

Dane 颗粒　　缺陷病毒

二、填空题

1. HAV 属＿＿＿＿＿＿＿＿病毒科，是＿＿＿＿＿＿＿＿的病原体，形态为＿＿＿＿＿＿形，基因组为单股正链＿＿＿＿＿＿＿。HAV 有＿＿＿＿＿＿个血清型。

2. HBV 的 3 种形态为＿＿＿＿＿＿＿＿、＿＿＿＿＿＿＿和＿＿＿＿＿＿＿。

3. 目前，预防乙型肝炎所用的基因工程疫苗的主要成分是＿＿＿＿＿＿＿＿＿＿，接种后诱导机体产生的抗体为＿＿＿＿＿＿＿＿＿＿＿＿＿＿＿。

4. 乙型肝炎的危害性较大，约＿＿＿＿＿% 的乙型肝炎转变为慢性肝炎，部分慢性活动性肝炎可转化为＿＿＿＿＿＿＿＿＿＿及＿＿＿＿＿＿＿＿＿。

5. HBV 抗原抗体检测"大三阳"的 3 个阳性指标是＿＿＿＿＿＿＿、＿＿＿＿＿和＿＿＿＿＿＿；"小三阳"的 3 个阳性指标是＿＿＿＿＿＿、＿＿＿＿＿和＿＿＿＿＿。

6. HBsAg 阳性可见于＿＿＿＿＿＿＿肝炎、＿＿＿＿＿＿＿肝炎或＿＿＿＿＿＿＿。急性乙型肝炎恢复后，一般在 1~4 个月内 HBsAg 消失，若持续＿＿＿＿＿＿个月以上则认为向慢性肝炎转化。

7. HCV 引起＿＿＿＿＿＿＿肝炎，是引起输血后＿＿＿＿＿＿＿＿＿及＿＿＿＿＿＿＿的主要原因之一。

8. HDV 为单负链环状＿＿＿＿＿＿＿病毒，呈＿＿＿＿＿＿＿形。该病毒是一种缺陷病毒，必须在＿＿＿＿＿＿＿＿＿或＿＿＿＿＿＿＿病毒辅助下才能复制。

【综合练习】

A1 型题

1. 下列肝炎病毒中，属于 DNA 病毒的是
   - A．HAV
   - B．HBV
   - C．HCV
   - D．HDV
   - E．HEV

2. 关于 HAV 的致病性与免疫性，下述错误的是
   - A．粪—口途径传播
   - B．很少转化为慢性
   - C．预后不佳
   - D．可引起散发或暴发流行
   - E．病后产生抗-HAV，对病毒再感染有保护作用

3. 下列可以抗 HBV 感染的是
   - A．Dane 颗粒
   - B．抗-HBs
   - C．抗-HBe
   - D．DNA 聚合酶

E．HBcAg

4．下列病毒中，引起输血后肝炎最常见的是
   A．HAV　　　　　　B．HCV
   C．HDV　　　　　　D．HEV
   E．HGV

5．属于缺陷病毒的是
   A．HAV　　　　　　B．HBV
   C．HCV　　　　　　D．HDV
   E．HEV

6．乙型肝炎患者的血清中，不易检测的 HBV 抗原成分是
   A．HBsAg　　　　　B．HBeAg
   C．HBcAg　　　　　D．preSl
   E．preS2

7．用于紧急预防乙型肝炎的最佳生物制品为
   A．乙型肝炎疫苗　　B．胎盘球蛋白
   C．丙种球蛋白　　　D．HBIg
   E．人血清蛋白

8．HAV 早期感染的重要指标为
   A．抗-HAV IgG　　　B．抗-HAV IgM
   C．抗-HAV IgA　　　D．抗-HAV IgD
   E．抗-HAV IgE

9．下列关于甲型肝炎的预防措施中，错误的是
   A．加强卫生宣传教育
   B．加强饮食卫生管理
   C．管好粪便
   D．保护水源
   E．防蚊灭蚊

10．目前，预防甲型肝炎的疫苗为
   A．死疫苗　　　　　B．减毒活疫苗
   C．亚单位疫苗　　　D．基因工程疫苗
   E．新疫苗

11．1988 年，我国上海甲型肝炎暴发流行主要是由于
   A．水源被 HAV 污染
   B．气候关系
   C．使用中央空调
   D．食入被污染的毛蚶
   E．食用野生动物

12．血清 HBV 抗原抗体的检测结果为：HBsAg(+)、抗–HBs(–)、HBeAg(+)、抗–HBe(–)、抗 HBcIgM(+)，该患者为
   A．无症状 HBV 携带者
   B．既往感染者
   C．处于急性感染恢复期
   D．急性感染者
   E．慢性感染者

13．下列哪项检查结果对乙型肝炎的早期诊断最有价值
   A．AST 升高　　　　B．A/G 比值倒置
   C．ALT 升高　　　　D．HBsAg(+)
   E．抗 HBc-IgM(+)

14．目前用于预防接种的乙肝疫苗主要为下列哪种
   A 减毒活病毒乙肝疫苗
   B．基因工程乙肝疫苗
   C．原代细胞乙肝疫苗
   D．Ver0 细胞乙肝疫苗
   E．乙肝表面蛋白成分疫苗

15．属于缺陷病毒的是
   A．HAV　　　　　　B．HBV
   C．HCV　　　　　　D．HDV
   E．HEV

16．具有 preS 抗原的病毒是
   A．HAV　　　　　　B．HBV
   C．HCV　　　　　　D．HDV
   E．HEV

17．血清中不易测出的是
   A．HBsAg　　　　　B．HBeAg
   C．HBcAg　　　　　D．抗-HBs
   E．抗-HBe

18．乙型肝炎疫苗刺激机体产生的抗体是
   A．HBsAg　　　　　B．HBeAg
   C．HBcAg　　　　　D．抗-HBs
   E．抗-HBe

19．乙型肝炎疫苗的主要成分是
   A．HBsAg　　　　　B．HBeAg
   C．HBcAg　　　　　D．抗-HBs
   E．抗-HBe

A2 型题

1. 某护士给一位乙型肝炎病毒（HBV）携带者注射时，不慎被患者用过的针头刺伤手指。为预防乙型肝炎病毒感染，应首先采取的措施是

    A．注射抗生素

    B．注射丙种球蛋白

    C．注射乙型肝炎疫苗

    D．注射 HBIg

    E．注射 α 干扰素

2. 某女性患者因恶心、呕吐、黄疸等症状入院，询问病史发现一月前曾有手术史，术中输血 800 ml，因此怀疑为输血后肝炎，进行实验室确诊首先应检查的是

    A．抗-HAV　　　　B．抗-HCV

    C．抗-HDV　　　　D．抗-HEV

    E．抗-CMV

3. 30 岁女性患者，因黄疸、腹胀、乏力 2 天入院，体查肝脏肋下两指、巩膜皮肤轻度黄染，化验结果显示转氨酶明显升高，HBsAb(+)。患者无输血史，2 周前曾外出与同乡聚会吃海鲜。你认为该患者进一步应该做的检查是

    A．HBV 和 HCV 的抗原抗体检测

    B．HAV 和 HEV 的抗原抗体检测

    C．HBV 和 HDV 的抗原抗体检测

    D．HAV 和 HCV 的抗原抗体检测

    E．HDV 和 HEV 的抗原抗体检测

4. 某男性患者，12 年前曾被诊断为慢性乙肝，近期化验结果为：HBsAg(+)、HBeAg(+)、抗–HBe(－)、抗－HBc(+)、转氨酶明显升高，抗–HAV(－)，抗–HCV(－)，抗–HDV(－)，抗–HEV(－)。这说明

    A．患者对 HBV 具有免疫力

    B．可能为 HBV 和 HDV 合并感染

    C．患者乙肝已经痊愈

    D．患者感染的 HBV 可能发生了 S 基因变异，使常规的检测方法不能检出 HBsAg

    E．患者处于乙型肝炎恢复期

（陈珊）

第二十八章　虫媒病毒

【知识要点】

一、概　述

虫媒病毒属是一大群具有包膜的 RNA 病毒，它们通过吸血的节肢动物传播。在我国，主要流行的虫媒病毒有乙型脑炎病毒、森林脑炎病毒和登革病毒。

二、乙型脑炎病毒

1. 生物学性状：乙型脑炎病毒呈球形，表面有脂质包膜，中心含 RNA。乙脑病毒抗原性稳定，仅有一个血清型。

2. 传播媒介：在我国，该病毒主要传播媒介是三带喙库蚊、致乏库蚊和白纹伊蚊。

3. 传染源：已感染的家畜、家禽，尤其是幼猪；通过蚊叮咬感染，形成蚊—动物（人）—蚊的不断循环。

4. 致病性：

(1) 蚊叮咬易感人则可引起人体感染，导致流行性乙型脑炎。易感人群主要是 6~9 个月的小儿，流行季节在 7~9 月。

(2) 病毒入血，通过血脑屏障侵入脑组织内增殖，造成脑实质及脑膜病变，表现为高热、惊厥、昏迷等症状，部分幸存者遗留痴呆、偏瘫、失语、智力减退等后遗症。

5. 防治：防蚊灭蚊、消灭传播媒介、切断传播途径是预防乙型脑炎的关键。对 10 岁以下儿童进行乙脑疫苗接种，是预防乙型脑炎的重要环节。

三、其他虫媒病毒

1. 登革病毒：通过埃及伊蚊等传播，引起人体感染后，导致发热、肌肉和关节酸痛、淋巴结肿大、皮肤出血及休克等。

2. 森林脑炎病毒：通过蜱传播，引起森林脑炎。

【课前预习】

一、基础复习

1. 微生物的传播途径。
2. 微生物的传染源。

二、预习目标

虫媒病毒属是一大群具有_____的单正链_____病毒，通过吸血的_____传播。

在我国，主要流行的虫媒病毒有_____、_____和_____。

【课后巩固】

一、名词解释

虫媒病毒

二、填空题

1. 乙型脑炎病毒是_____的病原体，其引起的疾病多发生于_____季，该病临床表现轻重不一，病死率_____，幸存者可留下_____后遗症。

2. _____，消灭_____，切断_____途径是预防乙型脑炎的关键。在易感人群中进行_____接种，是预防乙型脑炎流行的重要环节。

3. 登革热是一种由_____病毒引起，通过_____传播的急性传染病。

4. 森林脑炎是由_____病毒引起的一种中枢神经系统的急性传染病，易感人群进入林区被_____而感染。

【综合练习】

A1 型题

1. 流行性乙型脑炎的主要传播媒介是
   - A. 蜱
   - B. 三带喙库蚊
   - C. 螨
   - D. 蚤
   - E. 虱

2. 乙型脑炎病毒最易流行的季节为
   - A. 春季
   - B. 夏季
   - C. 秋季
   - D. 夏秋季
   - E. 秋冬季

3. 流行性乙型脑炎的传染源是
   - A. 幼猪
   - B. 三带喙库蚊
   - C. 蜱
   - D. 螨
   - E. 蚤

4. 蚊是乙脑流行环节中的
   - A. 传染源
   - B. 中间宿主
   - C. 传播媒介和储存宿主
   - D. 储存宿主
   - E. 传染源和储存宿主

5. 森林脑炎病毒的传播媒介是
   - A. 蚊
   - B. 蚤
   - C. 蜱
   - D. 螨
   - E. 虱

6. 预防森林脑炎的关键措施是
   - A. 防蚊灭蚊
   - B. 防蜱灭蜱
   - C. 注意个人卫生，防止虱蚤孳生
   - D. 防鼠灭鼠
   - E. 接种疫苗

7. 下列尚无特异性预防疫苗的疾病是
   - A. 乙型肝炎
   - B. 流行性乙型脑炎
   - C. 登革热
   - D. 森林脑炎
   - E. 脊髓灰质炎

8. 关于登革病毒，下述错误的是
   - A. 多发生于热带和亚热带地区
   - B. 通过蚊传播
   - C. 通过螨传播

D．可引起登革热

E．可引起登革热-休克综合征

9．通过蚊传播，感染后造成脑实质及脑膜病变的病毒是

A．乙型脑炎病毒

B．登革病毒

C．森林脑炎病毒

D．单纯疱疹病毒

E．巨细胞病毒

10．通过蚊传播，感染后引起机体发热、肌肉及关节酸痛、皮肤出血及休克的病毒是

A．乙型脑炎病毒

B．登革病毒

C．森林脑炎病毒

D．单纯疱疹病毒

E．巨细胞病毒

A2 型题

20 岁男性患者，在广东省某地务工 2 年，10 月 20 日出现高热、头痛、乏力伴全身肌肉和关节疼痛 3 天入院，体查体温 39 ℃，颜面潮红，结膜充血，下肢及前胸皮肤可见较多红色斑丘疹。肝脾无肿大。血常规示血小板轻度减少，肝功能检查示丙氨酸氨基转移酶（ALT）轻度升高，肾功能正常。患者近半个月来无外出旅游史和野生动物接触史，无外来亲友探访，未接触过发热患者。根据你的判断，该患者应进一步做的检查是

A．登革病毒的血清学检查

B．乙型脑炎病毒的血清学检查

C．森林脑炎病毒的血清学检查

D．钩端螺旋体的血清学检查

E．汉坦病毒的血清学检查

（王小燕）

第二十九章　疱疹病毒

【知识要点】

一、概　述

疱疹病毒是一群中等大小、有包膜的 DNA 病毒。现已发现的疱疹病毒有 110 余种。

1. 主要生物学性状：病毒呈球形，基因组为线性双链 DNA，包膜表面具有由糖蛋白组成的刺突。

2. 除 EBV 外，人疱疹病毒能在人二倍体细胞核内复制，产生细胞病变，形成嗜酸性包涵体。病毒通过细胞间桥扩散，使感染细胞与邻近未感染细胞融合形成多核巨细胞。

3. 病毒感染宿主细胞可表现为增殖性感染和潜伏感染。

二、单纯疱疹病毒（HSV）

1. HSV 包括 HSV-1 和 HSV-2 两个血清型。

2. 传染源：主要是患者和病毒携带者。

3. 传播途径：

(1) HSV-1 主要通过直接密切接触与间接接触传播，也可经飞沫传播，引起生殖器以外的皮肤、黏膜（口腔黏膜）和器官（脑）的感染。

(2) HSV-2 主要通过性接触传播，引起生殖器部位皮肤黏膜感染。

(3) HSV 可引起原发感染、潜伏感染与再发感染，亦可引起先天性及新生儿感染。

三、水痘-带状疱疹病毒（VZV）

1. VZV 只有一个血清型，人是其唯一自然宿主，皮肤是该病毒的主要靶器官。

2. 水痘是由带状疱疹病毒（VZV）引起的经呼吸道和直接接触传播的急性病毒性传染病，无免疫力的儿童初次感染后，约经 2 周出现水痘（90% 以上为显性感染）。

3. 带状疱疹仅发生于有水痘病史的人，一般成人和老人多发。由于疱疹沿感觉神经支配的皮肤分布，串联成带状，故称为带状疱疹，带状疱疹痛感明显。

四、EB 病毒（EBV）

EBV 在人群中感染非常普遍，该病毒主要通过唾液传播，偶尔可通过输血传染。与 EBV 感染有关的疾病有传染性单核细胞增多症、非洲儿童恶性淋巴瘤、鼻咽癌。

五、巨细胞病毒（CMV）

CMV 常潜伏于唾液腺、乳腺、肾、白细胞或其他腺体中，病毒可长期或间歇地从唾液、乳汁、尿液、精液或宫颈分泌物中排出，通过口腔、产道、胎盘、哺乳、输血、器官或骨髓移植等多途径传播，引起先天性感染、围生期感染、输血感染、机体免疫功能低下的患者感染等。

【课前预习】

一、基础复习

1. 病毒的感染方式。
2. 病毒感染宿主细胞后引起的细胞转化。

二、预习目标

1. 与人类感染有关的疱疹病毒主要有_____、_____、_____和_____。
2. 疱疹病毒感染宿主可表现为_____感染和_____感染。

【课后巩固】

一、名词解释

增殖性感染　　潜伏性感染

二、填空题

1. 疱疹病毒呈_____形，核酸为_____，最外层有_____，其表面是由_____组成的刺突。
2. 单纯疱疹病毒分为_____和_____两个血清型，前者主要引起_____，后者主要引起_____。
3. 单纯疱疹病毒感染非常普遍，_____和_____是传染源。
4. HSV-1 主要通过_____与_____途径传播，亦可经_____传播。
5. 由于水痘-带状疱疹病毒在儿童初次感染时引起_____，潜伏多年后在成人或老年人中复发表现为_____，故称之为水痘-带状疱疹病毒。
6. 水痘-带状疱疹病毒唯一的自然宿主是_____，_____是病毒的主要靶细胞。病毒经_____侵入人体。
7. EB 病毒主要通过_____传播，偶尔可通过_____传染。
8. 巨细胞病毒可引起_____感染、_____感染、_____感染、_____感染等。

【综合练习】

A1 型题

1. 唇疱疹经常复发，在潜伏期疱疹病毒存在的部位是
   A. 复发的部位　　B. 三叉神经节
   C. 骶神经节　　　D. 局部淋巴结
   E. 口腔黏膜毛细血管内皮细胞

2. 妊娠期感染最易引起畸胎的病毒是
   A. 流感病毒
   B. 巨细胞病毒

C. 脊髓灰质炎病毒

D. 轮状病毒

E. 甲型肝炎病毒

3. **HSV-1 主要潜伏的部位是**

A. 局部淋巴结　　　B. 口唇皮肤

C. 三叉神经节　　　D. 骶神经节

E. 上述均不是

4. **带状疱疹病毒潜伏感染与下列原发感染有关的是**

A. 麻疹　　　　　　B. 单纯疱疹

C. 水痘　　　　　　D. EBV 感染

E. 流行性感冒

5. **下列与鼻咽癌有关的病毒是**

A. EBV　　　　　　B. 鼻病毒

C. VZV　　　　　　D. HSV

E. CMV

6. **与 Burkitt 淋巴瘤有关的病毒是**

A. HSV-1　　　　　B. HSV-2

C. VZV　　　　　　D. CMV

E. EBV

7. **疱疹病毒不包括**

A. HSV　　　　　　B. VZV

C. EBV　　　　　　D. CMV

E. HIV

8. **巨细胞病毒可引起**

A. 带状疱疹　　　　B. 唇疱疹

C. 病毒性脑炎　　　D. 先天性畸形

E. 恶性淋巴瘤

9. **CMV 可通过多种途径传播,但下列哪种应除外**

A. 呼吸道传播　　　B. 胎盘传播

C. 产道传播　　　　D. 接触传播

E. 输血传播

10. **能导致胎儿先天畸形的病毒有**

A. 风疹病毒、巨细胞病毒、单纯疱疹病毒

B. 风疹病毒、流感病毒、腮腺炎病毒

C. 风疹病毒、乙脑病毒、麻疹病毒

D. 巨细胞病毒、腺病毒、乙型肝炎病毒

E. 巨细胞病毒、鼻病毒、腮腺炎病毒

11. **关于 HSV 的致病性,下列错误的是**

A. 传染源为患者和健康带病毒者

B. 主要经飞沫传播

C. 病毒长期潜伏于宿主体内

D. 病毒潜伏于神经节的神经细胞中

E. HSV-2 主要引起生殖器疱疹

12. **引起生殖器疱疹的是**

A. HSV-1　　　　　B. HSV-2

C. VZV　　　　　　D. CMV

E. EBV

13. **可引起水痘–带状疱疹的是**

A. HSV-1　　　　　B. HSV-2

C. VZV　　　　　　D. CMV

E. EBV

14. **可引起输血后肝炎的是**

A. HSV-1　　　　　B. HSV-2

C. VZV　　　　　　D. CMV

E. EBV

15. **EBV 可引起**

A. 先天性畸形

B. 子宫颈癌

C. Kaposi 肉瘤

D. 白血病

E. Burkitt 淋巴瘤

16. **HSV 可引起**

A. 先天性畸形

B. 子宫颈癌

C. Kaposi 肉瘤

D. 白血病

E. Burkitt 淋巴瘤

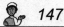

A2 型题

1. 某大学生入学后不久出现发热、咽炎、颈淋巴结炎、肝脾肿大等，病程持续数周，临床检查结果显示：单核细胞和异形淋巴细胞增多，异嗜性抗体阳性，可诊断为哪种疱疹病毒感染所致
   A．EBV   B．CMV
   C．HSV-1   D．HSV-2
   E．V2V

2. 某孕妇发现 CMV 感染，担心胎儿可能感染该病毒，应检测
   A．孕妇血清者中的 CMV-IgG
   B．孕妇血清者中的 CMV-IgM
   C．羊水中的 CMV-IgG
   D．羊水中的 CMV-IgM
   E．羊水中的总 IgG

（何冬梅）

第三十章　反转录病毒

【知识要点】

一、概　述

反转录病毒科是一组含反转录酶的 RNA 病毒。根据其致病特点，可分为 3 个亚科：RNA 肿瘤病毒亚科、慢病毒亚科和泡沫病毒亚科。与临床发病密切相关的主要是：人类免疫缺陷病毒（HIV），属于慢病毒亚科。

二、人类免疫缺陷病毒（HIV）

1. HIV 的生物学性状：

(1) 呈球形，基因组为两条单股正链 RNA，含反转录酶。

(2) 病毒体包膜外层含表面刺突 gp120 和跨膜蛋白 gp41。

(3) 该病毒对 $CD4^+T$ 细胞和巨噬细胞具有亲嗜性。恒河猴及黑猩猩可作为其感染的动物模型，但感染过程与产生的症状与人类不同。

2. HIV 的致病性与免疫性：

(1) HIV 的传染源：AIDS 患者及 HIV 无症状携带者。其外周血、精液、阴道分泌物、乳汁、唾液、脑脊液、骨髓等标本中均可分离到病毒。

(2) 传播方式：有 3 种。① 性传播；② 血液或医源性传播；③ 母婴垂直传播，经胎盘、产道、哺乳、试管婴儿。所以艾滋病的高危人群有：性病者、静脉吸毒者和经常输血者。

(3) 致病机制：HIV 感染机体后，主要侵犯 $CD4^+T$ 细胞，引起以 $CD4^+$ 细胞缺陷和功能障碍为中心的严重免疫缺陷，导致机体免疫功能低下。

(4) 致病性：诱发机会感染，部分患者还可并发恶性肿瘤，如 Kaposi 肉瘤和恶性淋巴瘤。病毒也可引起神经系统异常，约有 1/3 的 AIDS 患者出现艾滋病痴呆综合征，表现为记忆衰退、偏瘫、颤抖、痴呆等神经、精神症状。

3. HIV 的微生物学检查：

(1) 初筛试验：常用 ELISA 检测患者血清中的抗-HIV，以对 AIDS 作出初步诊断。

(2) 确诊试验：如 ELISA 初筛结果为抗-HIV 阳性，再用免疫印迹试验检测针对 HIV 不同蛋白结构的抗体进行确诊。

4. HIV 的防治原则：

(1) 预防 AIDS 必须采取下列有效措施：

① 加强卫生宣传教育，认识 AIDS 的传播方式及其严重危害性。

② 杜绝吸毒、性滥交，阻断母婴传播。

③ 建立 HIV 监测机构，加强国境检疫。

④ 加强对血制品的 HIV 检测与管理，严格筛选献血员。

⑤ 严格消毒医疗器械，推行一次性注射器，防止医源性感染。

(2) 治疗采用"鸡尾酒疗法"，临床用于治疗艾滋病的药物主要有三类：核苷类反转录酶抑制剂、非核苷类反转录酶抑制剂、蛋白酶抑制剂。可以有效控制病毒复制扩散、延缓病毒感染者发病时间和延长患者生命。

【课前预习】

一、基础复习

1. 目前介绍的经过血液传播的病原体的种类。

2. 目前介绍的可经过性接触传播的病原体的种类。

二、预习目标

1. HIV 的中文意思是＿＿＿＿＿＿＿＿＿，AIDS 的中文意思是＿＿＿＿＿＿＿＿＿。

2. AIDS 的传染源是＿＿＿＿＿＿＿＿＿和＿＿＿＿＿＿＿＿＿，主要传播方式有：＿＿＿＿＿＿＿＿＿、＿＿＿＿＿＿＿＿＿和＿＿＿＿＿＿＿＿＿。

【课后巩固】

一、名词解释

AIDS

二、填空题

1. 反转录病毒科是一组含有＿＿＿＿＿＿＿＿＿酶的＿＿＿＿＿＿＿＿＿（核酸）病毒，根据其致病特点可分为＿＿＿＿＿＿＿＿＿个亚科。

2. HIV 是＿＿＿＿＿＿＿＿＿的病原体，主要包括＿＿＿＿＿＿＿＿＿和＿＿＿＿＿＿＿＿＿两型。

3. HIV 呈＿＿＿＿＿＿＿形，病毒体外层是＿＿＿＿＿＿＿构成的包膜，其中嵌有＿＿＿＿＿＿＿和＿＿＿＿＿＿＿＿＿两种病毒特异性的糖蛋白。

4. HIV 感染机体后，导致抗感染能力显著下降，因而诱发＿＿＿＿＿＿＿＿＿感染，部分患者还可并发＿＿＿＿＿＿＿＿＿和＿＿＿＿＿＿＿＿＿等。

5. HTLV 呈＿＿＿＿＿＿＿形，最外层为＿＿＿＿＿＿＿＿＿，其表面具有刺突，刺突含有病毒特异性＿＿＿＿＿＿＿＿＿＿＿＿。

【综合练习】

A1 型题

1. **HIV 的结构蛋白中，构成包膜表面刺突的是**
   - A．gpl20
   - B．pl9
   - C．p7
   - D．pl4
   - E．p24

2. **AIDS 的病原体是**
   - A．HIV
   - B．HBV
   - C．HSV
   - D．HTLV-1
   - E．HTLV-2

3. **HIV 主要侵犯的细胞是**
   - A．T 淋巴细胞
   - B．肥大细胞
   - C．星形细胞
   - D．B 淋巴细胞
   - E．NK 细胞

4. **HIV 的传播方式不包括**
   - A．输血传播
   - B．性接触传播
   - C．使用血液制品
   - D．垂直传播
   - E．食品、餐具传播

5. **以下措施对预防 HIV 感染无作用的是**
   - A．加强血制品管理，防止血液或血制品传播
   - B．使用一次性无菌注射器
   - C．禁止性滥交
   - D．杜绝吸毒，加强检疫
   - E．定期注射丙种球蛋白或胎盘球蛋白

6. **与 HIV 感染特点不相符的是**
   - A．潜伏期长
   - B．可垂直传给胎儿
   - C．免疫严重受损
   - D．性传播
   - E．常因外源性感染而致死

7. **下述 HIV 的致病特点，错误的是**
   - A．HIV 主要侵犯 $CD4^+T$ 细胞
   - B．单核-巨噬细胞亦可被 HIV 感染
   - C．HIV 亦可侵犯中枢神经系统
   - D．HIV 感染可导致细胞免疫功能低下
   - E．HIV 感染不影响体液免疫

8. **以下属于反转录病毒科慢病毒亚科的是**
   - A．HAV
   - B．HBV
   - C．HDV
   - D．HIV
   - E．HTLV

9. **主要经粪—口传播的是**
   - A．HAV
   - B．HBV
   - C．HDV
   - D．HIV
   - E．HTLV

10. **引起获得性免疫缺陷综合征的是**
    - A．HAV
    - B．HBV
    - C．HDV
    - D．HIV
    - E．HTLV

A2 型题

1. **某成年男性患者，被确诊为 HIV 感染者，消瘦、衰竭，经常发生肺部感染，造成免疫低下的机制主要是**
   - A．神经胶质细胞减少
   - B．树突状细胞减少
   - C．吞噬细胞被破坏
   - D．中和抗体保护作用低
   - E．$CD4^+T$ 细胞大量被破坏

2. **患者，男性，41 岁。低热、消瘦、乏力 10** 月余，腹胀、腹泻 2 周来就诊。有同性恋史，体检发现口腔毛状白斑、鹅口疮。为确定诊断，首先应考虑做的检查是
   - A．全消化道钡餐造影
   - B．粪便培养检测致病菌
   - C．乙型肝炎病原学
   - D．血清 HIV 抗体检测
   - E．血清伤寒凝集反应检测

3. **某艾滋病患者，出现发热，咳嗽，胸闷、**

气促等肺部感染症状，首先应该想到的是

A．白假丝酵母菌

B．肺孢子菌

C．李斯特菌

D．巨细胞病毒

E．水痘-带状疱疹病毒

4. 某成年男性，有不洁性生活史 6 个月余，为排除 HIV 感染，首选的病原学检测是

A．ELISA 检测 HIV 抗体

B．Western blot 检测 HIV 抗体

C．ELISA 法检测 HIV p24 抗原

D．定量 RT-PCR 测定病毒核酸

E．HIV 分离培养

5. 女性患者，36 岁，有不洁性生活史，目前已确诊为 AIDS 患者。血液中 CD4$^+$T 淋巴细胞检查为 320 个/μl。接受抗反转录酶病毒治疗应选择的最佳治疗方案为

A．选用一种核苷类反转录酶抑制剂（核苷类药）

B．选用一种非核苷类反转录酶抑制剂（非核苷类药）

C．联合应用 2 种核苷类药

D．联合应用 2 种核苷类药+1 种非核苷类药

E．联合应用蛋白酶抑制剂+抗病毒中药制剂

（何冬梅）

第三十一章　其他病毒及朊粒

【知识要点】

一、出血热病毒

1. 汉坦病毒：是肾病综合征出血热的病原体。

(1) 生物学情状：该病毒呈圆形、卵圆形或多形态性，基因组为单链 RNA。

(2) 传播途径：黑线姬鼠和褐家鼠是主要储存宿主和传染源，病毒随鼠粪、尿、唾液排出污染环境，人或动物通过呼吸道、消化道或破损皮肤接触等方式感染。

(3) 致病性：机体感染后出现以发热、出血、肾脏损害和免疫功能紊乱等为突出表现的肾病综合征出血热。

(4) 预防措施：灭鼠是主要的有效措施。

2. 克里米亚-刚果出血热病毒：通过硬蜱传播而引起感染，导致机体出现发热、全身疼痛、中毒症状及出血。

二、狂犬病病毒

1. 生物学性状：形态似子弹状，基因组为单负链 RNA。该病毒在易感动物或人的中枢神经细胞（主要为大脑海马回锥体细胞）中增殖，并在胞质中形成嗜酸性包涵体，称内基小体，在诊断上有重要意义。

2. 致病性：

(1) 传染源：主要为患病动物。

(2) 致病机制：人被咬伤后，动物唾液中的病毒通过伤口进入机体，并随感觉神经纤维上行至中枢神经系统，在神经系统中增殖并引起中枢神经系统损伤，导致狂犬病。

(3) 典型临床表现：

① 前驱期：咽喉紧缩感，约 50%~80% 患者伤口部位及其附近有麻木或蚁走感。

② 兴奋期或痉挛期：患者极度恐惧、烦躁，对水声、风等刺激非常敏感，易于引起发作性咽肌痉挛、呼吸困难等，表现出"恐水症"。

③ 麻痹期：痉挛减少或停止，出现弛缓性瘫痪，神志不清，最终因呼吸麻痹和循环衰竭而死亡。狂犬病病死率高，几乎为 100%。

3. 预防狂犬病的主要措施：

(1) 捕杀病犬、野犬，加强家犬管理。对高危人群应接种狂犬病病毒疫苗。

(2) 人被动物咬伤后，立即用 20% 肥皂水及时处理伤口，若伤口过深，可作清创术，最后在伤口周围用抗狂犬病病毒免疫球蛋白作浸润性注射，并及早接种狂犬病灭活疫苗。

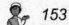

三、人乳头瘤病毒（HPV）

HPV 主要通过直接接触感染者的病损部位或间接接触被病毒污染的物品而传播，引起皮肤黏膜上皮细胞病变，导致上皮增殖形成乳头状瘤（亦称为疣）。HPV-6、11 型可引起尖锐湿疣，与生殖器癌的发生有密切关系。

四、朊粒（prion）

朊粒又称传染性蛋白粒子，是一种蛋白质传染因子。此传染因子在人和动物中引起以海绵状脑病为特征的致死性中枢神经系统的慢性退化疾病。

【课前预习】

一、基础复习

1. 病毒感染细胞后出现的标志。
2. 人被动物咬伤后容易感染的疾病。

二、预习目标

1. 机体感染汉坦病毒后出现_____、_____、_____和免疫功能紊乱等突出表现，称为肾病综合征出血热。灭_____是主要的有效措施。

2. 狂犬病病毒的形态呈_____，在_____细胞中增殖，并在胞质中形成嗜_____性包涵体，称为_____小体，在_____上有重要意义。

3. 狂犬病又称为"_____"，通过动物_____或_____感染，死亡率几乎达_____。

4. 人被动物咬伤后：立即用_____冲洗伤口，再用 5% 碘酒烧灼伤口；严重咬伤者可作_____，伤口周围用_____作浸润性注射；同时接种_____是预防发病的重要措施。

【课后巩固】

一、名词解释

内基小体　　朊粒

二、填空题

1. 1978 年，从韩国汉坦河附近流行性出血热疫区捕获的_____肺组织中分离出了_____病毒。

2. 汉坦病毒随_____粪、尿、唾液排出污染环境，人或动物经_____、_____或_____等方式感染。

3. 克里米亚-刚果出血热病毒是_____的病原体，_____是传播媒介，人被带病毒的_____而感染。

4. HPV 对_____和_____上皮细胞有高度的_____。

【综合练习】

A1 型题

1. 肾病综合征出血热由下列哪种微生物引起
   - A．乙型溶血性链球菌
   - B．衣原体
   - C．支原体
   - D．汉坦病毒
   - E．人乳头瘤病毒

2. 下述汉坦病毒引起的临床表现，错误的是
   - A．发热
   - B．出血
   - C．肾脏损害
   - D．免疫功能紊乱
   - E．皮肤黏膜损害

3. 预防肾病综合征出血热的关键是
   - A．防蚊灭蚊
   - B．防鼠灭鼠
   - C．防蝇灭蝇
   - D．捕杀病犬
   - E．以上均是

4. 克里米亚–刚果出血热病毒的传播媒介是
   - A．蚊
   - B．鼠
   - C．蚤
   - D．蜱
   - E．虱

5. HPV 对下列哪种组织细胞有高度亲嗜性
   - A．肝细胞
   - B．肾细胞
   - C．肺细胞
   - D．皮肤黏膜上皮细胞
   - E．脑组织海马回锥体细胞

6. 以下哪项不是 HPV 的传播途径
   - A．直接接触感染者的病损部位
   - B．间接接触被病毒污染的物品
   - C．性传播
   - D．通过产道时传播
   - E．呼吸道传播

7. 尖锐湿疣主要由下列哪型人乳头瘤病毒引起
   - A．HPV-1、4 型
   - B．HPV-3、10 型
   - C．HPV-6、11 型
   - D．HPV-5、8 型
   - E．HPV-16、18 型

8. 引起扁平疣的病原体是
   - A．HPV-1、4 型
   - B．HPV-3、10 型
   - C．HPV-7 型
   - D．HPV-6、11 型
   - E．HPV-1、5、9 型

9. 关于狂犬病病毒，以下错误的是
   - A．可通过虫媒传播
   - B．在中枢神经细胞质中形成内基小体
   - C．病毒沿感觉神经末梢扩散到脑干
   - D．沿传出神经传至唾液腺及其他组织
   - E．抵抗力不强，56 ℃ 30 min 即被杀灭

10. 下列可以通过神经传播的病毒是
    - A．巨细胞病毒
    - B．EB 病毒
    - C．流感病毒
    - D．人类免疫缺陷病毒
    - E．狂犬病病毒

11. 能引起"恐水症"的病原体是
    - A．狂犬病病毒
    - B．乙脑病毒
    - C．汉坦病毒
    - D．登革病毒
    - E．朊粒

12. 被狂犬咬伤后，用高价抗狂犬病病毒血清于伤口作浸润性注射，其目的是
    - A．刺激局部产生 sIgA
    - B．中和伤口狂犬病病毒
    - C．刺激机体产生抗体，以起到免疫保护作用
    - D．刺激机体产生细胞免疫
    - E．诱导机体产生干扰素

13. 预防狂犬病的主要措施不包括

A．捕杀病犬

B．捕杀野犬

C．加强家犬管理

D．对家犬注射犬用狂犬疫苗

E．所有人群接种疫苗

14．朊粒的主要成分是

A．蛋白质　　　　B．DNA

C．RNA　　　　　D．肽聚糖

E．糖类

A2 型题

1．某女，35 岁，农民，12 月份突起发热，伴头痛，眼眶痛，腰痛。病程第四日就诊时热已稍退，血压偏低，球结膜水肿，出血，胸、颈部见点状瘀点（出血）。前一日 24 h 尿量 340 ml，该病例最可能的诊断是

A．登革热

B．血小板减少性紫癜

C．肾综合征出血热

D．钩端螺旋体病

E．急性肾小球肾炎

2．某患者于 1 月 3 日起发病，三天来发热，恶心、呕吐，食欲减退，头痛，四肢酸痛，腰痛，少尿。体检：重病容，球结膜充血，无水肿，咽充血，腋下可见点状抓痕样出血点，肝脾未及。血常规检查：WBC 12×10^9/L，N 72%，L 28%，可见异型淋巴细胞。尿常规：尿蛋白(+++)，RBC 2～5 个/HP，对该患者首先考虑的诊断为

A．钩端螺旋体病

B．败血症

C．肾综合征出血热

D．流行性脑脊髓膜炎

E．结核性脑膜炎

3．42 岁女性，常规体检中发现宫颈细胞有高度上皮间瘤样病变。有吸烟史、多个性伴侣和衣原体感染史，已有 5 年没有做过阴道细胞涂片检查。下述哪种病毒可能与此相关

A．风疹病毒　　　　B．人乳头瘤病毒

C．副黏病毒　　　　D．黄病毒

E．细小病毒

4．一位 4 岁女孩，1 个月前颈部和前胸出现大量的皮肤小突起，不痛不痒，使用痤疮药物无效，无药物使用及过敏史。体检发现散在的、孤立的 1～2 mm 的丘疹，红色，中间凹陷。怀疑性软疣，可能和以下哪种病原体相关

A．痘病毒　　　　B．疱疹病毒

C．腺病毒　　　　D．细小病毒

E．人乳头瘤病毒

5．临床发现某中枢神经系统疾病患者疑似为 TSES（传染性海绵状脑病），以下不正确的处理方法是

A．患者的手术器械等需常规高压灭菌

B．销毁污染的组织块或注射器等用品

C．血液等用 5% 次氯酸钠处理 2 h 以上

D．患者标本尽快送检以确定诊断

E．医护人员需加强防范意识

6．女性患者，52 岁。半年来有迅速进展的健忘、头痛、失眠，体重下降，伴步态不稳。脑电图出现特征性的三相波。脑脊液标本 14-3-3 蛋白检测阳性。否认家族中有类似疾病。既往无手术史，无出国史。首先应考虑的诊断是

A．散发性 CJD

B．家族性 CJD

C．医源性 CJD

D．变异型克雅氏病

E．老年性痴呆症

（张亚春）

第三篇

人体寄生虫学

第三章

学史学咨村人

第三十二章　人体寄生虫概述

【知识要点】

一、寄生现象的基本概念

1. 共栖：一方受益，另一方既不受益，也不受害。

2. 互利共生：双方在营养上不互相依赖，彼此都受益。

3. 寄生：两种生物生活在一起，其中一方受益，另一方受害。受益的一方为寄生物，受害的一方为宿主

4. 寄生虫：寄生关系中，暂时或长久地生活在另一种生物的体内或体表，获取营养并给对方造成损害的低等生物。

5. 生活史：寄生虫生长、发育、繁殖的全过程。

6. 终末宿主：寄生虫成虫或有性生殖阶段寄生的宿主。

7. 中间宿主：寄生虫幼虫或有性生殖阶段寄生的宿主。

二、寄生虫与宿主之间的相互关系。

1. 寄生虫对宿主的作用：掠夺营养、机械性损伤、毒性和抗原性物质的作用。

2. 宿主对寄生虫的作用：非特异性免疫、特异性免疫、变态反应，各种寄生虫病的免疫类型，免疫病理，免疫逃避。

三、寄生虫病的流行

1. 寄生虫病流行的基本环节：

(1) 传染源：人源性，动物源性。

(2) 传播途径：感染期，感染方式。

(3) 易感者：人群免疫状态。

2. 流行特点：地方性、季节性、自然疫源性、社会因素。

四、寄生虫病的防治原则

1. 控制与消灭传染源。

2. 切断传播途径。

3. 保护易感人群。

【课前预习】

一、基础复习

1. 生物学：生物共生。

2. 免疫学：抗感染免疫、超敏反应。

3. 相关解剖生理知识。

二、预习目标

1. 两种生物生活在一起，其中一种生物从中获利、生存，这种生物叫＿＿＿＿＿＿＿＿＿＿。

2. 既可营自由生活，又能营寄生生活的寄生虫叫＿＿＿＿＿＿＿＿＿＿＿＿＿＿＿＿＿。

3. 有些寄生虫不能离开宿主独立生活，这种寄生虫叫＿＿＿＿＿＿＿＿＿＿＿＿＿＿＿。

4. 寄生虫成虫或有性阶段寄生的宿主叫＿＿＿＿＿＿＿＿＿＿＿＿＿＿＿＿＿＿。

【课后巩固】

填空题

1. 寄生虫对宿主的主要危害有＿＿＿＿＿＿＿＿　＿＿＿＿＿＿＿＿、＿＿＿＿＿＿＿＿。

2. 寄生虫对宿主的机械性损伤有 ＿＿＿＿＿＿＿＿　＿＿＿＿＿＿＿＿、＿＿＿＿＿＿＿＿。

3. 医学寄生虫的侵入途径主要有＿＿＿＿＿＿＿＿＿＿＿＿、＿＿＿＿＿＿＿＿＿、

　　＿＿＿＿＿＿＿＿＿＿、＿＿＿＿＿＿＿＿＿＿。

4. 寄生虫的类型中，按寄生虫在人体的寄生部位分为＿＿＿＿＿＿＿＿、＿＿＿＿＿＿＿。

5. 寄生虫病的传染源包括＿＿＿＿＿＿＿＿＿＿＿＿＿、＿＿＿＿＿＿＿＿＿＿＿＿。

【综合练习】

A1 型题

1. 两种生物生活在一起，一方受益，另一方既不受益也不受害的关系称为
   - A. 互利共生
   - B. 共栖
   - C. 寄生
   - D. 片利共生

2. 两种生物生活在一起，互相依赖，双方均受益的关系称为
   - A. 寄生
   - B. 互利共生
   - C. 共栖
   - D. 共生

3. 两种生物生活在一起，一方受益，另一方受害的关系称为
   - A. 共栖
   - B. 共生
   - C. 寄生
   - D. 互利共生

4. 土源性蠕虫在生活史发育过程中
   - A. 需要中间宿主
   - B. 不需要中间宿主
   - C. 需要保虫宿主
   - D. 需要转续宿主

5. 生物源性蠕虫在生活史发育过程中
   - A. 需要转续宿主
   - B. 不需要中间宿主
   - C. 需要保虫宿主
   - D. 需要中间宿主

6. 宿主对寄生虫的主要作用是
   - A. 吞噬细胞的作用
   - B. 皮肤的屏障作用
   - C. 宿主的特异性免疫反应
   - D. 抗体的中和作用

（钟馨）

第三十三章 医学蠕虫

【知识要点】

一、似蚓蛔线虫（蛔虫）

1. 形态特征：

(1) 成虫虫体较大，雌虫（20～35）cm×（3～6）mm，雄虫（15～31）cm×（2～4）mm，尾端向腹侧卷曲，头端有"品"字形唇瓣，体表两侧有侧索，雌虫尾端钝圆，

(2) 虫卵特征（受精、未受精、脱蛋白膜卵）：

① 受精卵大小为（45～75）μm×（35～50）μm，卵壳从内向外分为三层：受精膜（卵黄膜）、壳质层、蛔苷层。卵内为一大而圆的细胞，它与卵壳的两端形成新月形的空隙。虫卵外层为染成棕黄色的蛋白质膜。

② 未受精卵狭长，壳薄，无蛔苷层，卵内为许多大小不等的折光性颗粒。

2. 生活史：

(1) 宿主：人是唯一宿主。

(2) 感染时期：感染期虫卵。

(3) 感染途径：经口。

(4) 寄生部位：小肠。

(5) 生活史中有游移现象。

3. 致病性：

(1) 幼虫的致病作用：主要表现为肺部症状。

① 机械性损伤：肺脏局部出血、炎症。

② 变态反应：由幼虫的蜕皮液、代谢产物、死亡虫体的分解产物引起。

③ 异位损害：甲状腺、脾、脑、肾等。

(2) 成虫的致病作用：① 夺取营养；② 损伤肠黏膜；③ 变态反应。

(3) 常见并发症：胆道蛔虫症、蛔虫性胰腺炎、蛔虫性阑尾炎、蛔虫性肠梗阻、肠穿孔。

4. 实验诊断：粪便直接涂片法，加藤厚涂片法查卵，虫体鉴定等。

5. 流行（分布、因素）：蛔虫病呈世界性流行，人群普遍易感。

6. 防治措施：

(1) 查治患者：

① 带虫者：阿苯哒唑、甲苯咪唑、伊维菌素。

② 驱虫时间：感染高峰之后的秋冬季节，每3～6个月驱虫一次。

(2) 管理好粪便

(3) 卫生宣教：注意饮食卫生、个人卫生和环境卫生，不生食不洁的瓜果蔬菜等，消灭蝇、蟑螂等昆虫。

二、钩 虫

1. 种类：十二指肠钩口线虫、美洲板口线虫。

2. 形态：

(1) 成虫：体长 1 cm 左右，半透明，肉红色，头端向脊侧仰曲，有头腺 1 对、咽腺 3 个，顶端有发达的角质口囊，内腹侧缘有钩齿 2 对或板齿 1 对。雌虫尾端尖，雄虫尾端膨大为交合伞。

(2) 虫卵特征：椭圆形，卵壳较薄，单层无色透明，卵内常含 2 ~ 8 个卵细胞，卵壳与卵细胞之间有明显空隙。

3. 生活史：

(1) 丝状蚴（钩蚴）是感染期。

(2) 主要经皮肤（少数可经口、乳汁、胎盘等）感染。

(3) 钩蚴有迁延移行现象。

(4) 某些动物可作为转续宿主。

4. 致病性：

(1) 幼虫引起的疾病：钩蚴性皮炎、呼吸道症状。

(2) 成虫所致病变及症状：消化道症状、贫血、肠炎与异嗜症、异位寄生、婴幼儿钩虫病、嗜酸性粒细胞增多症。

5. 实验诊断：粪便检查（直接涂片法），饱和盐水漂浮法查卵，钩蚴培养法，虫卵计数。

6. 流行：

(1) 人粪施肥。

(2) 赤手赤足劳动，接触到丝状蚴（经皮钻入旱地作物：红薯、蔬菜、桑叶、烟叶、玉米等）。

(3) 煤矿工人等亦易被感染。

7. 防治措施：

(1) 普查普治，消灭传染源：驱虫常用药有阿苯哒唑、甲苯咪唑、噻本咪唑等。另外需加强营养、纠正贫血等。

(2) 加强对粪便的管理：无害化处理。

(3) 改良种植方式。

(4) 加强个人防护：穿鞋下地，涂抹 1.5% 左旋咪唑硼酸酒精液或 15% 噻苯咪唑软膏等。

三、蠕形住肠线虫（蛲虫）

1. 形态：

(1) 成虫特征（头翼、食道球）：成虫细小，白线头状，长约 1 cm（雌虫），头端膨大，有明显的食道球，雌虫尾尖而细，尖细部达虫体的 1/3，雄虫长 2 ~ 5 mm，不易见到。

(2) 虫卵特征：无色透明，（50 ~ 60）μm ×（20 ~ 30）μm，两侧不对称，一侧凸出，一侧较平，截面为不等面三角体，卵壳透明，两层卵壳，蛋白质膜较薄，内含一胚胎期幼虫。

2. 生活史：

$$成虫 \xrightarrow{\text{肛门外}} 卵 \xrightarrow{\text{6 h}} 感染期卵 \xrightarrow{\text{经口}} 幼虫 \longrightarrow 成虫$$
$$（小肠）$$

3. 致病性：① 肛门搔痒；② 异位寄生。

4. 实验诊断：透明胶纸法，肛门拭子法，查成虫。

5. 流行（分布、因素）：

(1) 世界性分布，城市人口感染率高于农村，儿童高于成人，国内感染率高低不一。

(2) 有家庭聚集性，学校、幼儿园聚集性。

6. 防治措施：

(1) 注意公共卫生和个人卫生。

(2) 治疗：口服阿苯哒唑、噻嘧啶等。

(3) 外用药：蛲虫膏。

四、华支睾吸虫（肝吸虫）

1. 形态：

(1) 成虫特征（外形、口腹吸盘，消化系及生殖系）：体形狭长似葵花杵仁状，大小为（10~25）mm×（3~5）mm，腹吸盘位于虫体前方 1/3 处，雌雄同体，雄性睾丸一对，分支状，前后排列于虫体后端 1/3 处。

(2) 虫卵特征：黄褐色，甚小，平均为 29 μm×17 μm，形状似芝麻，前端较窄，后端钝圆，卵壳厚，前端有明显的卵盖，卵盖与卵壳的接合处稍厚，隆起称为肩峰，后端有一疣状小结节，卵内有一毛蚴。

2. 生活史：

(1) 成虫寄生于终宿主肝胆管内。

(2) 整个发育过程需三个宿主：第一中间宿主豆螺、涵螺、纹绍螺，第二中间宿主淡水鱼类。

(3) 感染期：鱼、虾体内的囊蚴。

(4) 感染方式：经口感染。

(5) 保虫宿主：猫、狗、鼠等脊椎动物。

3. 致病性：主要为成虫寄生致病。

(1) 机理：虫体的机械性刺激和代谢产物的化学刺激引起胆管上皮细胞脱落、增生，管腔狭窄，胆管阻塞，胆汁潴留。

(2) 临床表现：消化不良，头晕，食欲减退，乏力，上腹不适，腹泻，肝区隐痛等；儿童反复感染可引起发育障碍和侏儒症；有资料表明本虫感染是肝癌的诱因之一。

(3) 常见体征：肝肿大，脾肿大少见。

(4) 虫卵、虫体碎片可成为结石的诱因。

4. 实验诊断：粪便检查（直接涂片法，浓集法，消化法），十二指肠引流物检查，免疫学诊断。

5. 流行：

(1) 传染源：患者和带虫者、保虫宿主（较多）。

(2) 传播途径：① 粪便管理不当，养鱼的习惯；② 中间宿主分布广泛；③ 生食鱼虾（或半生食）的习惯。

(3) 易感人群：饮食习惯、健康教育。

6. 防治：

(1) 加强健康教育，认识肝吸虫病的重要性。

(2) 改变不良饮食习惯，不吃生或半生的鱼虾。

(3) 加强粪便管理，消灭螺类宿主。

(4) 查治患者、带虫者和病畜。

(5) 治疗药物：吡喹酮、阿苯哒唑。

五、日本血吸虫（血吸虫）

1. 形态：成虫（雌、雄成虫特征），虫卵特征，毛蚴和尾蚴特征。

(1) 成虫雌雄异体，雄虫长 12～20 mm，口、腹吸盘在虫体前端，在腹吸盘以下，虫体两侧向中线卷曲形成抱雌沟，故外观虫体呈线状。雌虫长 20～25 mm，常居于雄虫抱雌沟内。

(2) 内容构造：雄虫在腹吸盘后方背侧，有 7 个串珠状排列的睾丸，雌虫虫体中部有一椭圆形的卵巢，前方为子宫，后方为卵黄腺。

(3) 虫卵形态：平均大小为 89～67 μm，椭圆形，淡黄色，卵壳厚薄均匀，一侧有一小棘，卵壳上常有附着的脏物，虫卵内是一发育成熟的毛蚴，毛蚴与卵壳间见大小不等、油滴状分泌物。

2. 生活史：成虫寄生部位，卵排出途径，毛蚴孵化及其影响因素，在钉螺体内发育，感染期及感染方式，童虫的移行。

(1) 成虫寄生于人、动物肠系膜下静脉内。

(2) 产出的虫卵 76% 沉积于肠壁小血管内，24% 的虫卵顺血流沉积于肝脏。

(3) 中间宿主：钉螺（无第二中间宿主）。

(4) 感染时期：尾蚴（无囊蚴）。

(5) 感染方式：经皮肤主动钻入。

(6) 保虫宿主多（达 40 多种）。

(7) 成虫平均寿命约 4.5 年，最长可活 40 年。

3. 致病性：

(1) 基本病变：

① 尾蚴及童虫所致损害：

· 尾蚴：尾蚴性皮炎（Ⅰ、Ⅳ型变态反应）。

· 童虫：可引起移经器官如肺的损害。

② 成虫所致损害：血管内膜炎、血管周围炎；另外，成虫的代谢产物、分泌物、排泄物、外皮脱落更新的表质膜，在体内可形成免疫复合物，对宿主产生损害。

③ 虫卵所致的损害：血吸虫病主要由虫卵引起，虫卵沉积在肝和肠壁引起的肉芽肿和纤维化是血吸虫病的主要病变。由虫卵内毛蚴分泌的可溶性虫卵抗原（SEA）诱发肉芽肿反应，虫卵肉芽肿一方面是宿主的免疫保护反应，但另一方面，肉芽肿相互连接形成瘢痕，导致干线型肝硬化及肠壁纤维化等一系列病变。

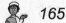

血吸虫卵肉芽肿形成窦前静脉堵塞，导致门静脉高压，肝脾肿大，侧支循环开放，另一方面出现干线型纤维化。

④ 循环抗原及免疫复合物的损害：

· 急性期：急性类血清病综合征。

· 慢性期：肾病综合征。

(2) 临床表现：

① 急性血吸虫病：多见于免疫力低下的初期感染的青壮年和儿童，有发热、腹痛、腹泻、肝脾肿大等。

② 慢性期：90% 的患者为慢性血吸虫病，有或无症状，粪虫卵亦呈阳性。

③ 晚期血吸虫病：是指出现肝硬化、门脉高压或生长发育障碍症状，占患者总数的 5% ~ 10%，分为巨脾、腹水、侏儒三型。

④ 异位寄生与异位损害：常发生在脑和肺。

⑤ 伴随免疫。

4. 实验诊断：

(1) 病原检查（直接涂片法、浓集法，毛蚴孵化法，活组织检查）。

(2) 免疫学诊断（环卵沉淀，尾蚴膜反应等）。

5. 流行（分布、因素）与防治：

(1) 分布：亚洲的中国、日本、菲律宾及印尼，我国长江流域及其以南的 13 个省市区的 409 个县。

(2) 查治患者、病畜、消灭传染源：药物——吡喹酮。

(3) 控制和消灭钉螺。

(4) 加强粪便管理，搞好个人防护。

(5) 加强健康教育，重视自我保健。

六、细粒棘球绦虫（包生绦虫）

1. 形态：成虫特征，棘球蚴特征。

(1) 成虫：属于较小的带绦虫，体长仅 2 ~ 7 mm，虫体分 3 ~ 4 节，头节与猪带绦虫相似，有顶突、小钩、幼节一个、成节一个，与猪带绦虫相似，睾丸 45 ~ 65 个，孕节 1 ~ 2 节，子宫具不规则分支和侧囊，含虫卵 200 ~ 800 个。

(2) 虫卵：形态与猪、牛带绦虫相似，在光镜下难以区别。

(3) 幼虫：又称棘球蚴，为圆形的囊状体，根据寄生时间长短而大小不等，小的 1 ~ 2 cm，大的可达 20 多厘米（直径），由囊壁和囊内容物组成。

(4) 囊壁：分两层，外层为角皮层，乳白色，厚约 1 mm，内层为生发层，厚约 20 μm，具有生发功能。大小：直径从几毫米至数十厘米不等。

2. 生活史：动物间传播，人的感染。

(1) 食肉动物如犬、狼等是常见的终宿主。

(2) 食草动物如牛、羊等是中间宿主。

(3) 人可作为中间宿主，棘球蚴可在人体存活 40 年。

(4) 感染期是虫卵，人食入而感染。

3. 致病性：

棘球蚴的致病作用：致病以机械性压迫、占位病变为主，以过敏症状次之。致病严重程度与棘球蚴的体积、数量、寄生时间、寄生部位密切相关。人体最多见的寄生部位为肝脏（69.9%），多在右叶；肺（19.3%）；腹腔（3%）。

4. 实验诊断：免疫学诊断（皮内试验，间接血凝试验），病原检查（检查的时机及棘球蚴砂的检查）。

5. 流行（分布、因素）：

(1) 世界性分布，我国以西北的新疆、青海、甘肃、宁夏、西藏、内蒙古等6省区为主要流行区。迄今全国已有23个省、市、区证实当地有感染的患者，全国受棘球蚴病威胁的人口约500万，患病人数约为50～60万。

(2) 流行因素：虫卵对环境的严重污染、人与家畜和环境的密切接触、皮毛制品加工、挤奶工人工作、病畜内脏喂犬或乱抛。

6. 防治：

(1) 加强卫生和健康教育，注意饮食卫生和个人卫生。

(2) 加强对病畜内脏的处理和管理。

(3) 定期为家犬驱虫。

(4) 治疗上以手术为主，对早期的小棘球蚴，可采用阿苯哒唑、甲苯咪唑治疗，长疗程，大剂量。

七、链状带绦虫（猪带绦虫）

1. 形态：

(1) 成虫：乳白色，扁长如带，长2～4 m，体节700～1000节，节片较薄，略透明。

· 头节：近球形，具4个吸盘、顶突和小钩子。

· 成节：雌雄生殖器官各一套，睾丸150～200个，卵巢分为三叶。

· 孕节：子宫分枝粗大紊乱，排列不整齐，每侧为7～13支。

(2) 囊尾蚴：白色、半透明、卵圆形囊状体，大小为（8～10）mm×5 mm，囊内充满液体，内有一个收缩的头节，上具吸盘、小钩等。

(3) 虫卵特征：卵壳薄而脆弱，多已脱落成不完整的虫卵圆球形，31～43 μm，外层为厚的胚膜，棕黄色，上面具有放射状折光条纹，内含一个六钩蚴。

2. 生活史：

(1) 人是终宿主，成虫寄生于人的小肠。

(2) 人食入猪肉内的囊尾蚴而感染。

(3) 中间宿主是猪，人也可作为中间宿主，皆因误食虫卵而感染。

(4) 囊尾蚴可寄生于人体各处，尤以血供丰富的组织、器官为主，如肌、脑等。

3. 致病性：

(1) 成虫引起肠绦虫症，主要为消化道症状，排节片是主诉，偶有异位寄生，感染期是囊尾蚴。

(2) 囊尾蚴的致病作用：引起囊尾蚴病，亦称囊虫病。

4. 实验诊断：绦虫病的检查（粪检孕节，虫卵及头节检查在考核疗效中的意义），囊虫病的检查（活组织检查，免疫学诊断）。

【课前预习】

一、基础复习

1. 解剖学：肠道、胆道、肺。

2. 胆道解剖。

3. 门静脉回流血管属支及回流方向。

二、预习目标

1. 似蚓蛔线虫成虫主要寄生在人体的＿＿＿＿＿＿＿＿＿＿＿＿。

2. 蠕形住肠线虫成虫通常在宿主＿＿＿＿＿＿＿＿时在＿＿＿＿＿＿＿＿产卵，所以蛲虫病最常用的实验诊断为＿＿＿＿＿＿＿＿＿＿＿＿。

3. 钩虫的感染阶段为＿＿＿＿＿＿＿，感染方式主要为＿＿＿＿＿＿＿＿＿＿。

【课后巩固】

填空题

1. 棘球蚴的大小可因寄生的＿＿＿＿＿＿、＿＿＿＿＿＿、＿＿＿＿＿＿不同而异。

2. ＿＿＿＿＿的囊内含物包括生发囊、原头蚴、子囊、囊液，其中＿＿＿＿＿的结构与母囊相同。

3. 寄生在人体内的棘球蚴破裂后，其中的原头蚴、生发囊及子囊进入腹腔，可发育为＿＿＿＿＿＿＿＿＿＿＿＿＿＿＿。

4. 毛首鞭形线虫成虫主要寄生在人体的＿＿＿＿＿＿＿＿＿＿＿＿＿。

5. 钩虫幼虫对人的危害主要是引起＿＿＿＿＿＿＿、＿＿＿＿＿＿＿。

6. 钩虫成虫寄生在人体内可引起＿＿＿＿＿＿＿＿＿＿＿＿＿。

7. 钩虫成虫主要寄生在人体的＿＿＿＿＿＿＿＿，以＿＿＿＿＿＿＿附着在肠黏膜上。

8. 日本血吸虫尾蚴经＿＿＿＿＿＿＿＿侵入人体，脱掉尾部转变为＿＿＿＿＿＿＿。

9. 日本血吸虫寄生于人及多种哺乳动物的＿＿＿＿＿＿，而虫卵随＿＿＿＿＿＿排出体外。

10. 棘球蚴对人体的危害程度取决于其体积＿＿＿＿＿＿、＿＿＿＿＿＿及寄生＿＿＿＿＿，通过＿＿＿＿＿＿＿＿压迫和毒素的作用致病。

11. 在棘球蚴病流行的牧区，犬的身体各部位都可能沾有＿＿＿＿＿＿＿＿，人与犬接触密切时，＿＿＿＿＿＿＿＿＿＿＿可进入人体。

12. 华支睾吸虫的感染是由于人食入淡水鱼、虾中的＿＿＿＿＿＿＿＿＿＿。

13. 华支睾吸虫囊蚴寄生于淡水鱼最多的部位是＿＿＿＿＿＿＿＿＿＿。

14. 预防华支睾吸虫感染的关键是＿＿＿＿＿＿＿＿＿＿＿。

15. 人食入＿＿＿＿＿＿＿＿＿而患猪带绦虫病，食入＿＿＿＿＿＿＿＿＿患囊虫病。

16. 细粒棘球绦虫虫卵与带绦虫虫卵的结构相似，卵壳＿＿＿＿＿，易破裂，＿＿＿＿很厚，其上有放射状的条纹，＿＿＿＿＿＿＿＿具有六个小钩。

17. 人是细粒棘球绦虫的＿＿＿＿＿＿＿宿主，狗、狼等食肉动物是＿＿＿＿＿＿＿宿主。

18. 细粒棘球绦虫的原头蚴在终宿主体内可发育为＿＿＿＿＿＿＿＿＿＿，在中间宿主体内可形成新的棘球蚴。

19. 棘球蚴病在我国主要分布于西部、北部的广大＿＿＿＿＿＿＿＿＿＿＿＿＿＿＿＿，传染源是有＿＿＿＿＿＿＿＿＿＿＿＿＿＿＿＿寄生的犬等食肉动物。

【综合练习】

一、蛔虫、钩虫、蠕形住肠线虫（蛲虫）

A1 型题

1. 线虫成虫的特点是
   A．大多雌雄异体　　　B．均雌雄异体
   C．均雌雄同体　　　　D．大多雌雄同体

2. 线虫幼虫在发育过程中最显著的特征是
   A．都经过自由生活阶段
   B．都有蜕皮过程
   C．虫卵孵出的幼虫就有感染性
   D．幼虫均需经宿主肺部移行

3. 哪种线虫的生活史需要中间宿主？
   A．似蚓蛔线虫　　　　B．毛首鞭形线虫
   C．丝虫　　　　　　　D．钩虫

4. 似蚓蛔线虫的感染期为
   A．受精卵　　　　　　B．未受精卵
   C．感染性卵　　　　　D．丝状蚴

5. 人是怎样感染蛔虫的
   A．经口误食感染性虫卵
   B．丝状蚴钻入皮肤
   C．直接接触
   D．媒介昆虫叮咬

6. 蛔虫对人体的主要致病阶段是
   A．童虫　　　　　　　B．成虫
   C．幼虫　　　　　　　D．尾蚴

7. 蛔虫对人体最严重的危害是
   A．营养不良
   B．成虫的机械性刺激
   C．幼虫移行对肺部的损伤
   D．引起并发症

8. 蛔虫引起并发症主要是由于
   A．寄生于小肠
   B．成虫有钻孔习性

   C．幼虫在人体内移行
   D．幼虫在肺部发育

9. 蛔虫幼虫对人体的危害主要是
   A．肝炎　　　　　　　B．消化道症状
   C．血管炎　　　　　　D．肺部损伤

10. 幼虫期能引起肺部损害的寄生虫为
   A．蠕形住肠线虫　　　B．毛首鞭形线虫
   C．似蚓蛔线虫　　　　D．丝虫

11. 蛔虫性哮喘的免疫学反应是
   A．Ⅰ型超敏反应　　　B．Ⅱ型超敏反应
   C．Ⅲ型超敏反应　　　D．Ⅳ型超敏反应

12. 怀疑蛔虫感染最常用的实验诊断方法是
   A．粪便生理盐水直接涂片法
   B．自然沉淀法
   C．碘液直接涂片法
   D．饱和盐水漂浮法

13. 产卵量最大的线虫是
   A．钩虫　　　　　　　B．蛔虫
   C．蛲虫　　　　　　　D．鞭虫

14. 导致蛔虫病广泛传播流行的因素很多，但不包括
   A．蛔虫生活史简单，不需要中间宿主
   B．成虫产卵量大
   C．粪便管理不当，个人卫生习惯不好
   D．感染期虫卵可经多种途径进入人体

15. 鞭虫成虫的主要寄生部位是
   A．大肠　　　　　　　B．盲肠
   C．十二指肠　　　　　D．肝胆管

16. 以下哪一种寄生虫的幼虫不经过受感染患者的肺部

A．十二指肠钩虫　　　　B．蛔虫

C．日本血吸虫　　　　　D．鞭虫

17．毛首鞭形线虫的主要致病机理为

A．夺取营养

B．阻塞作用

C．压迫作用

D．成虫前端钻入肠黏膜及黏膜下层，
以组织液和血液为食，引起炎症

18．蠕形住肠线虫主要寄生在人体的

A．小肠　　　　　　　　B．结肠

C．回盲部　　　　　　　D．阑尾

19．蛲虫的感染阶段为

A．感染期卵　　　　　　B．幼虫

C．丝状蚴　　　　　　　D．杆状蚴

20．下列哪种寄生虫可不离开人体而自体感染

A．钩虫　　　　　　　　B．似蚓蛔线虫

C．蠕形住肠线虫　　　　D．旋毛形线虫

21．蛲虫病的主要临床表现是

A．肛门及会阴皮肤瘙痒　B．失眠

C．腹痛　　　　　　　　D．腹泻

22．对于蠕形住肠线虫的描述，下列哪项是对的

A．成虫不引起异位寄生

B．经皮肤感染

C．幼虫发育过程中需经肺移行

D．透明胶带粘卵法可诊断蛲虫病

23．检查蛲虫卵最好的方法是

A．水洗沉淀法

B．饱和盐水漂浮法

C．生理盐水涂片法

D．透明胶带粘卵法

24．防治蛲虫病尤应注意

A．治疗患者

B．加强粪便管理

C．加强水源管理

D．防止再感染

25．蛲虫病易治难防的主要原因是

A．成虫寿命长

B．容易反复感染

C．虫卵抵抗力强

D．生活史简单，不需要中间宿主

26．成虫以血液为食的线虫是

A．班氏丝虫　　　　　　B．马来丝虫

C．十二指肠钩虫　　　　D．似蚓蛔线虫

27．幼虫在人体内发育至成虫以前需入血并经
肺移行的线虫有

A．丝虫　　　　　　　　B．蠕形住肠线虫

C．美洲钩虫　　　　　　D．毛首鞭形线虫

28．以幼虫为感染阶段的寄生虫病有

A．鞭毛虫病　　　　　　B．蛲虫病

C．钩虫病　　　　　　　D．蛔虫病

29．十二指肠钩虫与美洲钩虫成虫鉴别的依据
下列哪项是错误的

A．虫体弯曲形态

B．虫体颜色

C．口囊内钩齿形状和数量

D．交合伞形态

30．钩虫生活史中营自生生活的发育阶段是

A．雌虫　　　　　　　　B．雄虫

C．杆状蚴　　　　　　　D．丝状蚴

31．下列哪项不是钩虫成虫引起的临床症状

A．贫血　　　　　　　　B．异嗜症

C．皮炎　　　　　　　　D．腹痛

32．能引起儿童柏油样便的线虫是

A．蛔虫　　　　　　　　B．蛲虫

C．十二指肠钩虫　　　　D．鞭虫

33．预防十二指肠钩虫感染，下列措施中有错
误的是

A．菜地劳动宜穿鞋

B．不吃生菜

C．下地劳动前手脚涂擦药物

D．勤剪指甲、勤洗手

34．钩虫的感染阶段为

A．杆状蚴　　　　　　　B．丝状蚴

C．含蚴卵　　　　　　　D．微丝蚴

35．肉眼鉴别十二指肠钩虫和美洲钩虫的依据是

A．虫体大小

B．口囊中的钩齿或板齿

C．体形

D．口囊和交合伞

36．钩虫对人体的主要致病阶段是

A．幼虫　　　B．丝状蚴

C．成虫　　　D．虫卵

37．钩虫

A．以肠内容物为食

B．以组织液和体液为食

C．以血液和组织液为食

D．以血液、淋巴液为食

38．钩虫的幼虫对人体的损害是

A．引起"流火"　B．贫血

C．消化道症状　　D．肺部出血、水肿

39．钩虫病的实验诊断检出率最高的方法是

A．饱和盐水漂浮法

B．直接涂片法

C．钩蚴培养法

D．十二指肠引流法

40．钩虫病最主要的症状是

A．钩蚴性皮炎　　B．肺部损害

C．消化道症状　　D．贫血

41．俗称"粪毒"是指

A．尾蚴性皮炎　　　B．丹毒样皮炎

C．昆虫性皮炎　　　D．钩蚴性皮炎

42．钩虫感染人体的方式及途径除以下哪项外均有可能

A．经皮肤感染

B．经口感染

C．经媒介昆虫叮咬感染

D．经胎盘感染

43．十二指肠钩虫口囊的特征是

A．背侧 2 对钩齿　　B．腹侧 2 对钩齿

C．背侧 1 对板齿　　D．腹侧 1 对板齿

A2 型题

1．患者李某，菜农，因头晕、乏力、皮肤蜡黄、黏膜苍白、柏油样便而来院就诊，实验室检查：WBC 12×10^9/L、血红蛋白 75 g/L，粪检发现有大量线虫卵，你认为可能是什么寄生虫感染

A．蛔虫　　　　　　B．蛲虫

C．钩虫　　　　　　D．丝虫

E．旋毛虫

2．患儿周某，夜间睡眠时常有磨牙，白天吸吮手指，大便时常有白线头状小虫排出，透明胶纸法检查发现许多呈柿核状、无色透明、内含一幼虫的虫卵，你认为可能是什么寄生虫感染

A．蛔虫　　　　　　B．鞭虫

C．钩虫　　　　　　D．蛲虫

E．旋毛虫

二、吸　虫

A1 型题

1．华支睾吸虫对人体的危害主要是

A．引起内脏幼虫移行症

B．引起胆结石

C．引起肝脏损害

D．引起胰腺炎

2．肝吸虫病的病原学检查以哪种方法检出率最高？

A．十二指肠胆汁引流检查法

B．大便直接涂片法

C．自然沉淀法

D．饱和盐水浮聚法

3．华支睾吸虫的主要保虫宿主为

A．纹沼螺　　B．淡水鱼及淡水虾

C．猫、狗　　D．牛、羊

4. 华支睾吸虫的第一中间宿主是

   A. 川卷螺　　　　B. 扁卷螺

   C. 钉螺　　　　　D. 豆螺

5. 人感染肝吸虫是由于

   A. 生食或半生食猪肉

   B. 生食或半生食溪蟹

   C. 生食或半生食淡水鱼

   D. 生食或半生食牛肉

6. 华支睾吸虫主要寄生于

   A. 十二指肠　　　B. 结肠

   C. 肝内胆管　　　D. 小肠上段

7. 华支睾吸虫在人体内的主要移行途径为

   A. 囊蚴在十二指肠脱囊后经血液入肝

   B. 囊蚴在十二指肠脱囊后沿胆总管逆流
      至肝

   C. 囊蚴在小肠脱囊后，进入血管，随血
      流经心、肺后入肝

   D. 囊蚴在小肠脱囊后，穿过肠壁，经腹
      腔至肝

8. 寄生胆道内的吸虫是

   A. 华支睾吸虫　　B. 卫氏并殖吸虫

   C. 斯氏狸殖吸虫　D. 血吸虫

9. 华支睾吸虫的保虫宿主是

   A. 家畜　　　　　B. 螺类

   C. 淡水鱼类　　　D. 肉食哺乳动物

10. 华支睾吸虫的第二中间宿主除了淡水鱼类
    外，还可见于

    A. 水生植物　　　B. 溪蟹

    C. 淡水虾　　　　D. 蝲蛄

11. 吃了未熟的鱼肉，可感染

    A. 蛔虫　　　　　B. 旋毛虫

    C. 华支睾吸虫　　D. 姜片吸虫

12. 华支睾吸虫的感染期是

    A. 成虫　　　　　B. 尾蚴

    C. 囊蚴　　　　　D. 蕾蚴

13. 日本血吸虫主要寄生于人体的

    A. 骨盆静脉丛　　B. 肠系膜静脉

    C. 膀胱静脉丛　　D. 脾静脉

14. 日本血吸虫的感染阶段是

    A. 虫卵　　　　　B. 毛蚴

    C. 尾蚴　　　　　D. 胞蚴

15. 下述血吸虫生活史中哪项是错误的

    A. 中间宿主是钉螺

    B. 最重要的保虫宿主是牛

    C. 感染人体阶段是毛蚴

    D. 在终宿主的寄生部位是肠系膜静脉

16. 血吸虫病的病原学诊断最好选用

    A. 集卵孵化法

    B. 自然沉淀法

    C. 生理盐水直接涂片法

    D. 肛门拭子法

17. 日本血吸虫引起肝、肠病变的主要原因是

    A. 成虫的毒素及其代谢产物的刺激

    B. 死亡虫体阻塞血管引起周围组织发
       生慢性炎症及组织坏死

    C. 虫卵阻塞小血管

    D. 虫卵肉芽肿的形成

18. 日本血吸虫的主要致病阶段是

    A. 尾蚴　　　　　B. 童虫

    C. 成虫　　　　　D. 虫卵

三、绦　虫

A1 型题

1. 猪带绦虫成虫主要寄生在人体的

   A. 横纹肌　　　　B. 皮下组织

   C. 结肠　　　　　D. 小肠

2. 猪带绦虫对人体的主要危害是

   A. 小钩和吸盘对肠壁的刺激破坏

   B. 吸取大量营养

   C. 代谢产物的毒素作用

   D. 囊尾蚴寄生组织所造成的损伤

3. 猪带绦虫病确诊的依据是
　　A．粪便中查到带绦虫卵
　　B．粪便中发现链状带绦虫孕节
　　C．皮下触到囊虫结节
　　D．血清中检出绦虫抗体

4. 预防猪带绦虫感染的关键是
　　A．不吃生的或未熟猪肉
　　B．猪圈与人厕分离
　　C．肉类检查
　　D．治疗患者

5. 猪带绦虫病患者经驱虫治疗后，淘粪检查，下列哪项最适合于确定疗效
　　A．虫卵　　　　　B．链体
　　C．头节　　　　　D．孕节

6. 以下有关人体猪囊尾蚴病的感染来源，哪一项是错误的
　　A．饮生水　　　　B．食品不洁
　　C．生食豆猪肉　　D．手不洁

7. 人患囊尾蚴病的原因是因误食
　　A．六钩蚴　　　　　B．猪带绦虫囊尾蚴
　　C．猪带绦虫卵　　　D．牛带绦虫卵

8. 人体囊虫病的感染途径和感染阶段为
　　A．经口食入猪囊尾蚴
　　B．经皮肤感染猪囊尾蚴
　　C．经口食入链状带绦虫卵
　　D．经皮肤感染六钩蚴

9. 猪囊尾蚴进入人体后的移行途径为
　　A．口→小肠
　　B．口→小肠→血循环→小肠
　　C．口→小肠→血循环→肌肉
　　D．皮肤→血循环→肌肉

10. 某青年背部皮下发现 1～1.5 cm 结节，2 个月后发生癫痫，该青年可能患哪种病
　　A．牛带绦虫病　　B．棘球蚴病
　　C．囊尾蚴病　　　D．猪带绦虫病

11. 治疗囊尾蚴病的常用药物是
　　A．槟榔　　　　　B．阿苯哒唑
　　C．灭滴灵　　　　D．海群生

12. 细粒棘球绦虫对人体的感染阶段是

　　A．囊尾蚴　　　　B．六钩蚴
　　C．虫卵　　　　　D．棘球蚴

13. 除下列哪个组织结构外，其余都是棘球蚴的组成部分
　　A．原头蚴　　　　B．育囊
　　C．子囊　　　　　D．囊壁外的纤维组织

14. 棘球蚴砂是指囊液内含有
　　A．原头蚴、生发囊、子囊和虫卵
　　B．原头蚴、生发囊、子囊
　　C．只有生发囊
　　D．只有子囊

15. 细粒棘球绦虫对人体的主要致病阶段是
　　A．成虫　　　　　B．虫卵
　　C．六钩蚴　　　　D．棘球蚴

16. 棘球蚴在人体内最多见的部位是
　　A．肺　　　　　　B．脑
　　C．腹腔　　　　　D．肝

17. 棘球蚴对人体的危害以下列哪项为主
　　A．化学损害　　　B．机械损害
　　C．过敏反应　　　D．夺取宿主营养

18. 棘球蚴病的确诊依赖下列哪项结果
　　A．CT 准确地检测出各种病理影像
　　B．血清学检查强阳性
　　C．询问病史了解患者来自流行区与否
　　D．手术取出棘球蚴或检获棘球蚴碎片

19. 诊断棘球蚴病，以下哪一项是错误的
　　A．问病史　　　　　B．超声波检查
　　C．诊断性组织穿刺　D．免疫学检查

20. 确定一个地区是否有包虫病流行时，下列哪项措施是无意义的
　　A．收集血液标本作血清学检查
　　B．用幼虫抗原作皮内试验
　　C．检查人群粪便标本
　　D．检查狗的粪便标本

21. 棘球蚴病在我国西北地区易于流行的主要原因之一是
　　A．西北地区牧草、水源资源丰富
　　B．牧民不注意卫生、常随地大小便污染牧草和水源

C．食草动物的粪便污染牧草和水源

D．受染的犬等食肉动物粪便污染牧草和水源

22．组织穿刺曾在棘球蚴病诊断中作为禁忌的原因是可能引起

　　A．出血　　　　　　　B．继发感染

　　C．疼痛性休克　　　　D．过敏性休克

23．疑似棘球蚴病患者，下列哪种检查是无效的

　　A．询问病史　　　　　B．粪检

　　C．血清学检查　　　　D．超声波检查

24．球蚴病的病原体来自下列何种有细粒棘球绦虫成虫寄生的动物

　　A．犬　　　　　　　　B．羊

　　C．猪　　　　　　　　D．马

25．下列哪种绦虫的成虫不寄生于人体内

　　A．牛带绦虫　　　　　B．细粒棘球绦虫

　　C．猪带绦虫　　　　　D．微小膜壳绦虫

26．细粒棘球蚴病的传染源，下列哪项是错误的

　　A．狼　　　　　　　　B．羊

　　C．豺　　　　　　　　D．牧犬

27．细粒棘球绦虫成虫的寄生动物宿主主要是

　　A．羊、牛等食草动物类

　　B．骆驼、鹿等偶蹄动物类

　　C．马、袋鼠等动物

　　D．犬、狼和豺等食肉类动物

28．棘球蚴病流行的牧区，细粒棘球绦虫的终宿主和中间宿主是

　　A．狗和人　　　　　　B．人和羊

　　C．狗和羊　　　　　　D．羊和骆驼

A3/A4 型题

（1~3 题共用题干）

患者张某，31 岁，因肌肉酸痛 1 个月，头痛、头晕、呕吐入院就诊，初诊为脑梗死。治疗 10 天后未见好转，重新考虑诊断，经详细询问病史及查体，发现患者经常吃"烤猪肉串"，并有排节片史；胸前区有多个皮下活动性结节，活检皮下结节，确诊为猪囊尾蚴，免疫学诊断囊虫抗体阳性，经吡喹酮及驱绦虫治疗后，症状完全缓解出院。

1．患者误食什么而感染猪囊尾蚴病

　　A．链状带绦虫卵

　　B．肥胖带绦虫卵

　　C．猪囊尾蚴

　　D．牛囊尾蚴

　　E．细粒棘球绦虫卵

2．确诊猪囊尾蚴病的主要依据是

　　A．患者经常吃烤猪肉串

　　B．皮下有多个活动性结节

　　C．免疫学诊断阳性

　　D．活检皮下结节为猪囊尾蚴

　　E．粪检发现孕节

3．除吡喹酮外，治疗猪囊尾蚴病的常用有效药物还有

　　A．伯喹　　　　　　　B．甲硝唑

　　C．阿苯达唑　　　　　D．槟榔

　　E．南瓜子

（郭永明）

第三十四章　医学原虫

【知识要点】

一、溶组织内阿米巴（痢疾阿米巴）

1. 形态：

(1) 滋养体：大小常在 20～40 μm。外质透明，内质颗粒状，从病灶中分离出的滋养体内质中常含有红细胞。借助伪足进行阿米巴运动。其细胞核为圆球形，核仁小、居中央，核周染粒大小一致，排列均匀。

(2) 包囊：圆球形，外被光滑囊壁，直径常在 10～16 μm，成熟包囊有 4 个核。未成熟包囊有 1～2 个核，常含有棍棒状的拟染色体和糖原泡。核的特点同滋养体。

2. 生活史：

(1) 寄生部位：结肠。

(2) 感染阶段：四核包囊或叫成熟包囊。

(3) 感染方式及途径：通过水、食物，经口感染。

(4) 基本生活史：包囊—滋养体—包囊，以二分裂法繁殖。

3. 致病：大滋养体的致病作用。

(1) 致病机制：滋养体吸附于宿主肠上皮细胞，释放穿孔素，破坏宿主细胞膜，半胱氨酸蛋白酶溶解宿主组织，引起肠壁溃疡，发生脓血便。滋养体可经血行到达肝、肺、脑等器官，引起肠外阿米巴病。典型的肠壁病变是口小底大的"烧瓶状"溃疡，累及黏膜层，溃疡间的黏膜多正常。

(2) 临床分型：

① 肠阿米巴病：

· 急性阿米巴痢疾：典型表现是果酱样大便，每日 5～6 次，量大，有特殊腥臭味，伴右下腹疼痛、恶心、乏力和轻、中度发烧。

· 慢性结肠炎：腹部不适，大便规律改变，腹泻和便秘交替。

② 肠外阿米巴病：最常见的是阿米巴肝脓肿，还可有阿米巴肺脓肿、脑脓肿、皮肤溃疡、阴道炎和尿道炎。

4. 实验诊断：病原检查（粪检滋养体和包囊：直接涂片法，碘染色法）。

5. 免疫学诊断：间接荧光抗体试验，间接血凝试验，酶联免疫吸附试验等。

6. 流行（分布、因素）与防治：阿米巴病呈世界性分布，带虫者约 10% 发病。

(1) 查治患者、带虫者：首选药物为甲硝唑（灭滴灵），根治药有甲硝唑配伍喹碘方、碘氯羟喹等；肠外阿米巴病可用氯喹、中药鸦胆子仁、大蒜素、白头翁等有效。

(2) 管理水源：粪便的无害化处理和管理，杀灭包囊，防止粪便污染水源。

(3) 健康教育：注意饮食卫生，搞好环境卫生，消灭蝇、蟑螂等。

二、疟原虫

1. 形态：疟原虫的基本结构与形态（见表34-1）；四种疟原虫的鉴别。

表 34-1　三种疟原虫的特征

特　点	间日疟	三日疟	恶性疟
环状体	环大，占红细胞 1/3	粗壮，占红细胞 1/3	多环、多核
大滋养体	胞质增多、出现疟色素	成大环状	疟色素集中一团
裂殖体前期	核 2～4 个，疟色素集中	核分裂成多个	滋养体核分裂多个
成熟裂殖体	裂埴子 12～24 个	6～12 个	8～36 个
雄配子体	核松，位于中央	同间日疟	腊肠形
雌配子体	核结实，偏位	同间日疟	新月形

2. 生活史：以间日疟原虫为代表，人体内发育（红外期，红内期，配子体形成），蚊体内发育。

(1) 寄生部位：肝细胞和红细胞。

(2) 感染阶段：子孢子。

(3) 感染方式及途径：通过按蚊叮咬皮肤。

(4) 终宿主：雌性按蚊。

(5) 中间宿主：人。

3. 致病性：潜伏期、疟疾发作、再燃与复发，贫血，脾肿大。

4. 免疫：天然免疫和获得性免疫，免疫病理。

5. 实验诊断：病原检查（薄、厚血片的制作及染色）。

6. 免疫学诊断（间接荧光抗体试验等）。

三、阴道毛滴虫（阴道滴虫）

1. 形态：形态特征，运动方式。

· 滋养体：梨形或椭圆形，大小为（10～15）μm×30 μm，无色透明，具有 4 根前鞭毛，1 根后鞭毛，后鞭毛与波动膜外缘相连，胞核为泡状核，轴柱向后贯穿出虫体。

2. 生活史：

(1) 阴道毛滴虫生活史简单，只有滋养体期。

(2) 虫体以二分裂法繁殖。

(3) 滋养体就是感染期。

(4) 感染方式：直接或间接接触。

(5) 寄生部位：女性在阴道、尿道；男性在尿道、前列腺等。

3. 致病性：① 阴道炎，出现泡沫状白带、外阴瘙痒；② 尿道炎，出现尿频、尿急、尿痛等；③ 前列腺炎；④ 不孕症。

4. 实验诊断：直接涂片法，涂片染色法，培养法。

5. 流行与防治：

(1) 流行：传染源为患者和带虫者。滋养体为感染阶段，多通过性生活直接传播，也可通过间接传播。

(2) 防治：

① 预防：加强卫生知识宣传教育，注意个人卫生及经期卫生。改善公共设施，提倡淋浴，改坐厕为蹲厕，不用公用浴具及游泳衣裤，夫妇双方同时治疗方能根治。

② 治疗：常用口服药为甲硝唑（灭滴灵），适用于局部用药不能根治的患者和泌尿道感染者。局部常用药物有滴维净、卡巴肿、洁尔阴等。

四、刚地弓形虫

1. 形态：弓形虫发育的过程有五个不同阶段。① 滋养体、假包囊；② 包囊；③ 卵囊（囊合子）；④ 裂殖体；⑤ 配子体。

(1) 滋养体形态：新月形或香蕉形，一端较尖，一端钝圆。长 4 ~ 7 μm，宽 2 ~ 4 μm，姬氏染色后胞质呈蓝色，胞核呈紫红色，核位于虫体中央。

(2) 假包囊形态：在宿主细胞内形成的数个至十余个速殖子的集合体。

(3) 包囊：圆形或椭圆形，直径为 5 ~ 100 μm，具有一层富有弹性的囊壁，囊内有数个至数十个缓殖子。

2. 生活史：

(1) 生活史需要两个宿主：中间宿主是人、动物及猫科动物。终宿主是猫科动物。生活史有世代交替现象。

(2) 寄生场所：中间宿主是除红细胞外的各种有核细胞内；终宿主是小肠上皮细胞内

(3) 感染时间：包囊、假包囊、滋养体及卵囊。

(4) 感染方式：

① 经胎盘血的先天性感染（垂直感染）。

② 获得性感染：经口、经皮肤黏膜感染，经输血或器官移植感染。

3. 致病性：

(1) 先天性弓形虫病：流产、死胎、早产、脑积水、无脑儿及各种先天畸形。

(2) 后天性弓形虫病：多无特征性改变。可出现淋巴结肿大、视网膜炎、脑膜脑炎、心肌炎等。在免疫功能低下时，弓形虫脑炎是主要原因。

4. 实验诊断：

(1) 直接涂片染色、动物分离虫体。

(2) 免疫学诊断：免疫酶染色试验、间接血凝试验、酶联免疫吸附试验等

5. 流行与防治：

(1) 流行：弓形虫病是一种分布广泛的人畜共患病，人及动物的感染较为普遍，据血清学调查，人群抗体阳性率为 25% ~ 50%，我国为 5% ~ 20%，人体感染大多数为隐性感染，国

内弓形虫病例已报道了数十例，家畜的阳性率为 10% ~ 50%，常造成局部流行，严重影响牧业发展，威胁人类健康。

(2) 防治：

① 开展卫生宣教，注意个人、饮食卫生，不食生肉、蛋、奶等食品，加强肉类检查、检疫。

② 注意粪便（猫粪）的管理，防止猫粪污染水源及食物。

③ 孕妇不宜养猫，对孕妇要定期进行弓形虫感染的检查、检测，以防先天性弓形虫病的发生。

④ 对免疫功能低下或缺陷者，要积极进行弓形虫的监测及治疗，以提高患者的生存期及生存质量。

⑤ 对供血者及器官供体者要进行弓形虫检测。

⑥ 积极治疗患者：常用药物有磺胺类、乙胺嘧啶等。孕妇应选用毒性较小的螺旋霉素。

【课前预习】

一、基础复习

1. 门静脉血液循环。

2. 免疫缺陷的概念、常见原因。

3. 红细胞的生理。

4. 贫血的概念。

5. 免疫缺陷的概念及原因。

二、预习目标

1. 碘液染色溶组织内阿米巴的未成熟包囊，可观察到 1 ~ 2 个＿＿＿＿＿＿＿＿＿＿＿、呈棒状的＿＿＿＿＿＿＿＿＿＿＿＿＿和棕红色的＿＿＿＿＿＿＿＿＿＿＿。

2. 溶组织内阿米巴的成熟包囊有＿＿＿＿＿个细胞核，＿＿＿＿＿和＿＿＿＿＿消失。

3. 溶组织内阿米巴的传染源是从粪便排出＿＿＿＿＿的感染者，包括＿＿＿＿和＿＿＿＿。

4. 溶组织内阿米巴的＿＿＿＿＿＿＿＿＿＿＿＿＿＿＿侵入肠壁吞噬红细胞和组织细胞转变为＿＿＿＿＿＿＿＿＿＿＿＿＿。

5. 溶组织内阿米巴病原学诊断包括粪便检查和病灶检查，后者只能查到＿＿＿＿＿时期。

【课后巩固】

填空题

1. 原虫的基本结构由＿＿＿＿＿＿、＿＿＿＿＿＿＿、＿＿＿＿＿＿三部分组成。

2. 原虫的运动细胞器有＿＿＿＿＿＿、＿＿＿＿＿＿＿、＿＿＿＿＿＿、＿＿＿＿＿。

3. 阴道毛滴虫的运动细胞器是＿＿＿＿＿＿＿＿、＿＿＿＿＿＿＿＿＿。

4. 机会致病的原虫主要有＿＿＿＿＿＿＿、＿＿＿＿＿＿＿、＿＿＿＿＿＿、＿＿＿＿＿＿。

5. 溶组织内阿米巴呈_____分布，它的流行与环境的_____关系甚大。

6. 溶组织内阿米巴滋养体的细胞质分为_____和_____。

7. 铁苏木素染色溶组织内阿米巴滋养体可观察到_____位于核中央、核膜内缘有大小均匀、排列整齐的_____。

8.铁苏木素染色溶组织内阿米巴包囊，_____构造同滋养体，_____呈棒状，_____被溶解而呈空泡状。

9. 溶组织内阿米巴滋养体在外界很快_____在流行中_____。

10. 溶组织内阿米巴的_____侵入肠壁静脉，可随血流至肝、肺、脑等组织引起炎症，形成脓肿。

11. 溶组织内阿米巴寄生于结肠，在一定条件下，可侵入肠壁组织形成溃疡，引起_____。

12. 溶组织内阿米巴包囊自粪便中排出，具有_____的特点，所以需要多次检查才能提高检出率。

13. 蓝氏贾第鞭毛虫寄生在胆道系统，可能引_____、_____。

14. 由于贾第虫病在旅游者中多见，故又称_____。

15. 用盐水涂片法检查贾第虫病患者的稀便内的_____。

16. 贾第虫病的传染源是粪便内排有_____的_____和_____。

17. 蓝氏贾第鞭毛虫感染率的高低与环境_____关系甚大。

18. 阴道毛滴虫寄生于人体内，可引起_____、_____及_____。

19. 阴道毛滴虫的致病阶段为_____。

20. 许多妇女阴道内虽有阴道毛滴虫寄生，但无临床症状，称为_____。

21. 正常妇女阴道内由于乳酸杆菌的存在，使 pH 保持酸性，_____阴道毛滴虫的生长繁殖；妊娠、月经后阴道内 pH 值接近中性，_____虫体的生长。

22. 阴道毛滴虫的传染源是女性的_____患者和_____或男性的。

23. 治疗滴虫性阴道炎常用的药物是_____。

24. 由子孢子侵入人体到疟疾发作前所需时间称为_____。

25. 检查恶性疟原虫患者血涂片，主要可查到_____和_____两个阶段。

26. 在我国流行的疟原虫有_____、_____、_____和_____。

27. 间日疟原虫子孢子存在遗传性不同的两种类型，即_____和_____。

28. 疟原虫红细胞外期寄生在人体的_____内。

29. 凶险型疟疾多见于_____疟原虫感染，_____疟原虫患者偶见。

30. 典型疟疾发作的临床表现为_____、_____、_____。

31. 恶性疟原虫完成一个红细胞内期裂体增殖周期所需的时间为_____小时。

32. _____原虫和_____疟原虫只有再燃，无复发。

33. 由于疟原虫抗原变异、抗疟治疗不彻底以及人体特异性免疫力下降，使残存在红细胞内的疟原虫大量繁殖而引起的疟疾发作称为_____。

【综合练习】

一、阿米巴原虫

A1 型题

1. 以下哪种原虫完成生活史只需要一种宿主
   A．蓝氏贾第鞭毛虫
   B．杜氏利什曼原虫
   C．刚地弓形虫
   D．疟原虫
   E．上述所有原虫

2. **对人致病力较强的两种阿米巴原虫是**
   A．内阿米巴和溶组织内阿米巴
   B．微小内蜒阿米巴和溶组织内阿米巴
   C．布氏嗜碘阿米巴和溶组织内阿米巴
   D．溶组织内阿米巴和福氏耐格里阿米巴
   E．结肠内阿米巴和福氏耐格里阿米巴

3. 福氏耐格里阿米巴可引起
   A．阿米巴肺脓肿
   B．阿米巴肝脓肿
   C．阿米巴痢疾
   D．原发性阿米巴脑膜脑炎
   E．皮肤型阿米巴病

4. 检查溶组织内阿米巴包囊用的方法是
   A．碘液涂片法
   B．饱和盐水浮聚法
   C．离心沉淀法
   D．生理盐水涂片法
   E．薄、厚血膜涂片法

5. **溶组织内阿米巴的感染阶段为**
   A．一核包囊   B．滋养体
   C．二核包囊   D．四核包囊
   E．滋养体和包囊

6. **溶组织内阿米巴的感染方式为**
   A．经皮肤   B．经口
   C．经媒介昆虫   D．接触
   E．经胎盘

7. 溶组织内阿米巴生活史的基本过程是
   A．肠腔内滋养体→组织内滋养体→肠腔内滋养体
   B．包囊→肠腔内滋养体→包囊
   C．肠腔内滋养体→包囊→肠腔内滋养体
   D．肠腔内滋养体→组织内滋养体→肠腔内滋养体→包囊
   E．包囊→肠腔内滋养体→组织内滋养体

8. 下述溶组织内阿米巴组织内滋养体的特点，哪项是错误的
   A．可转化为肠腔内滋养体
   B．可排出体外
   C．可随血流到肝、肺等组织大量繁殖
   D．吞噬红细胞
   E．可随血流到肝、肺等组织形成包囊

9. 溶组织内阿米巴的致病阶段是
   A．肠腔内滋养体
   B．组织内滋养体
   C．肠腔内滋养体和组织内滋养体
   D．包囊
   E．以上各期均有一定的致病力

10. 溶组织内阿米巴的致病作用与下列哪种因素有关
    A．宿主的免疫机能状态
    B．虫株的毒力
    C．细菌的协同作用
    D．宿主的肠道内环境
    E．与上述因素都有关

11. **阿米巴痢疾的典型病理变化是**
    A．对组织的溶解破坏作用而形成烧瓶样溃疡
    B．形成虫卵肉芽肿

C．虫体寄生在宿主细胞内大量繁殖导致宿主细胞破坏

D．虫体代谢产物引起的炎症反应

E．抗原抗体复合物所致的变态反应

12．人体感染溶组织内阿米巴后，大多数表现为

A．带囊状态 B．阿米巴痢疾

C．阿米巴肝脓肿 D．阿米巴肺脓肿

E．阿米巴脑脓肿

13．最常见的肠外阿米巴病为

A．阿米巴肝脓肿

B．阿米巴肺脓肿

C．阿米巴脑脓肿

D．皮肤型阿米巴病

E．原发性阿米巴脑膜脑炎

14．引起肠道损伤的原虫有

A．齿龈内阿米巴

B．卡氏棘阿米巴

C．福氏耐格里阿米

D．溶组织内阿米巴

E．结肠内阿米巴

15．溶组织内阿米巴生活史的两个时期是指

A．组织内滋养体和肠腔内滋养体

B．滋养体和包囊

C．环状体和配子体

D．速殖子和缓殖子

E．雌配子体和雄配子体

16．可能检出溶组织内阿米巴包囊的标本是

A．成形粪便 B．脓血黏液便

C．肝脓肿穿刺液 D．脓血痰液

E．肺脓肿穿刺液

17．阿米巴病的防治与以下哪个因素有关？

A．治疗患者和带囊者

B．加强粪便管理

C．保护水源

D．消灭苍蝇、蟑螂等传播媒介

E．与上述因素都有关

18．确诊阿米巴痢疾患者的主要依据是

A．腹疼、腹泻

B．粪便中查到红细胞

C．黏液血便中查到白细胞

D．粪便中查到有吞噬红细胞的滋养体

E．粪便中查到包囊

19．急性阿米巴痢疾最常用的实验诊断方法是

A．直接涂片法

B．饱和盐水浮聚法

C．透明胶纸法

D．厚、薄血膜涂片法

E．碘液染色法

20．因误食粪便污染的食物，人体不会感染下列哪种阿米巴原虫

A．福氏耐格里阿米巴

B．结肠内阿米巴

C．溶组织内阿米巴

D．布氏嗜碘阿米巴

E．微小内蜒阿米巴

21．以下哪种医学昆虫可传播阿米巴病

A．白蛉 B．中华按蚊

C．淡色库蚊 D．微小按蚊

E．苍蝇

22．下述有关溶组织内阿米巴的流行与防治，错误的是

A．农村的感染率高于城市

B．带囊者为该病的传染源

C．只有儿童、孕妇可受到感染

D．苍蝇可造成该病的传播

E．预防该病要注意个人和饮食卫生

23．治疗阿米巴肝脓肿和阿米巴痢疾的首选药物是

A．二氯散糠酸酯

B．甲苯咪唑

C．灭滴灵（甲硝唑）

D．氯喹

E．乙胺嘧啶

24．对溶组织内阿米巴感染者的诊断方法中，以下哪种方法只能用于辅助诊断而不能确诊

A．生理盐水涂片法查滋养体

B．碘液涂片法查包囊

C．乙状结肠镜检查肠黏膜溃疡，并取
材镜检滋养体

D．肝脓肿穿刺液检查滋养体

E．酶联免疫吸附试验检查抗阿米巴抗体

25．以下哪种疾病不是溶组织内阿米巴引起的

　　A．阿米巴痢疾

　　B．阿米巴肝脓肿

　　C．原发性阿米巴脑膜脑炎

　　D．阿米巴脑脓肿

　　E．阿米巴肺脓肿

26．肠外阿米巴病常累及的器官是

　　A．肺　　　　　　　B．胰腺

　　C．脑　　　　　　　D．肝脏

27．人体内侵袭性阿米巴是指

　　A．溶组织内阿米巴

　　B．迪斯帕内阿米巴

　　C．齿龈内阿米巴

　　D．结肠内阿米巴

28．溶组织内阿米巴的致病阶段是

　　A．单核包囊　　　B．双核包囊

　　C．四核包囊　　　D．滋养体

29．溶组织内阿米巴的生活史过程是

A．双核包囊—滋养体—双核包囊

B．单核包囊—滋养体—单核包囊

C．四核包囊—滋养体—单核包囊

D．四核包囊—滋养体—四核包囊

30．导致原发性阿米巴性脑膜脑炎的病原体是指

　　A．哈门氏内阿米巴

　　B．布氏嗜碘阿米巴

　　C．溶组织内阿米巴

　　D．棘阿米巴属原虫

31．溶组织内阿米巴所致病变的常见部位是

　　A．空肠　　　　　　B．回盲部

　　C．十二指肠　　　　D．膀胱

32．可能检测出阿米巴包囊的标本是

　　A．成形粪便

　　B．痢疾患者的脓血便

　　C．糊状软便

　　D．腹泻患者的水样便

33．在流行病学上，阿米巴原虫主要的传染源是

　　A．阿米巴痢疾患者

　　B．猴类动物宿主

　　C．阿米巴肝脓肿患者

　　D．无症状带虫者

二、疟原虫

A1 型题

1．在中国流行最广泛的疟原虫是

　　A．恶性疟原虫

　　B．间日疟原虫

　　C．三日疟原虫

　　D．卵形疟原虫

　　E．间日疟原虫和卵形疟原虫

2．哪种人疟原虫有新月形配子体

　　A．人恶性疟原虫　　B．间日疟原虫

　　C．三日疟原虫　　　D．卵形疟原虫

　　E．所有四种人疟原虫

3．哪种人疟原虫寄生的红细胞中常见薛氏小点

　　A．恶性疟原虫

B．间日疟原虫

C．三日疟原虫

D．恶性疟原虫和卵形疟原虫

E．间日疟原虫和三日疟原虫

4．疟色素的产生来自于

　　A．人疟原虫细胞核

　　B．疟原虫细胞质

　　C．红细胞膜

　　D．患者血清

　　E．红细胞中的血红蛋白

5．在一个红细胞内，哪种疟原虫最常见多个
环状体

　　A．恶性疟原虫

A．人恶性疟原虫

B．间日疟原虫

C．三日疟原虫

D．卵形疟原虫

E．三日疟原虫和恶性疟原虫

6. 疟疾在人群之间传播是通过

    A．雄库蚊   B．雌库蚊

    C．雄按蚊   D．雌按蚊

    E．所有蚊种

7. 人疟原虫的生活史是

    A．人蚊唾腺→人肝细胞→人红细胞→蚊胃→蚊唾腺

    B．蚊唾腺→蚊胃→人肝细胞→人红细胞→蚊唾腺

    C．人肝细胞→蚊胃→蚊唾腺→人红细胞→蚊唾腺

    D．人红细胞→人肝细胞→蚊唾腺→蚊胃→蚊唾腺

    E．人肝细胞→人红细胞→蚊唾腺→蚊胃→蚊唾腺

8. 疟原虫有性阶段名称叫

    A．滋养体   B．裂殖体

    C．配子体   D．裂殖子

    E．环状体

9. 疟原虫的感染阶段是

    A．裂殖体   B．子孢子

    C．动合子   D．雌、雄配子体

    E．卵囊

10. 间日疟患者外周血涂片可查见

    A．环状体、滋养体、裂殖体、配子体

    B．滋养体、配子体、动合子、裂殖子

    C．环状体、裂殖体、雌配子、雄配子

    D．裂殖体、配子体、动合子、子孢子

    E．环状体、滋养体、裂殖子、卵囊

11. 既可引起复发，又可引起再燃的疟原虫有

    A．三日疟原虫、恶性疟原虫

    B．间日疟原虫、卵形疟原虫

    C．卵形疟原虫、三日疟原虫

    D．卵形疟原虫

E．间日疟原虫和恶性疟原虫

12. 引起脑型疟的疟原虫有

    A．三日疟原虫、恶性疟原虫

    B．间日疟原虫、恶性疟原虫

    C．卵形疟原虫、三日疟原虫

    D．间日疟原虫、卵形疟原虫

    E．卵形疟原虫、恶性疟原虫

13. 下列哪种物质不是疟疾发作的致病因素

    A．裂殖子

    B．红细胞

    C．疟原虫代谢产物

    D．变性血红蛋白

    E．疟色素

14. 间日疟原虫完成一代红细胞内裂体增殖周期所需的时间为

    A．48 h   B．36～48 h

    C．72 h   D．24～36 h

    E．24 h

15. 姬氏或瑞氏染色时，疟原虫中红染部分叫

    A．细胞核   B．细胞质

    C．疟色素   D．血红蛋白

    E．红细胞

16. 姬氏或瑞氏染色时，疟原虫中蓝染部分叫

    A．细胞核   B．细胞质

    C．疟色素   D．血红蛋

    E．红细胞

17. 疟型肾病主要发生在

    A．间日疟原虫

    B．三日疟原虫

    C．恶性疟原虫

    D．卵形疟原虫

    E．间日疟原虫和恶性疟原虫

18. 疟原虫在人体的寄生部位为

    A．仅在肝细胞   B．仅在红细胞

    C．有核细胞   D．脾细胞

    E．红细胞和肝细胞

19. 疟疾流行

    A．仅有地区性   B．仅有季节性

    C．无地区性   D．无季节性

E．既有地区性，又有季节性

20．疟疾病原学诊断常用的方法为

A．浓集法 　　　B．体外培养法

C．骨髓穿刺 　　　D．厚、薄血涂片

E．动物接种法

21．常用的杀灭红细胞外疟原虫的药物为

A．奎宁 　　　B．氯喹

C．伯喹 　　　D．咯萘啶

E．乙胺嘧啶

22．疟原虫的感染方式为

A．配子体经输血感染

B．子孢子直接钻入皮肤

C．由雌按蚊叮咬，子孢子随唾液进入人体

D．雌按蚊叮咬时，子孢子主动钻入皮肤

E．雌按蚊叮咬人时，卵囊进入人体

23．疟原虫引起贫血的主要原因是

A．疟原虫直接破坏红细胞、脾功能亢进、免疫溶血和骨髓造血功能受到抑制

B．疟原虫寄生在肝细胞中，影响肝功能

C．疟原虫侵犯幼稚的红细胞和免疫溶血

D．疟原虫侵犯成熟的红细胞和脾功能亢进

E．疟原虫寄生在肝细胞内，造成肝细胞凋亡和疟原虫直接破坏红细胞

24．疟疾的传染源是

A．感染的禽类

B．感染的哺乳动物

C．疟疾患者

D．带虫者

E．外周血有配子体的患者和带虫者

25．疟疾患者可产生

A．伴随免疫 　　B．带虫免疫

C．终身免疫 　　D．先天性免疫

E．以上都不是

26．被间日疟原虫（除外环状体）寄生的红细胞的变化为

A．茂氏小点

B．仅红细胞胀大

C．仅有薛氏小点

D．仅红细胞染色浅

E．红细胞胀大、色淡，有薛氏小点

27．疟原虫红细胞内期包括

A．环状体、滋养体、裂殖体

B．环状体、滋养体、裂殖体、配子体

C．环状体、配子体

D．滋养体、裂殖体、配子体

E．滋养体、配子体

28．疟原虫在人体内的发育包括

A．红细胞外期 　　B．红细胞内期

C．配子体形成 　　D．子孢子形成

E．A+B+C

29．因输血不当，疟原虫被输入健康人体内，其结果为

A．不会造成疟原虫感染

B．可能感染疟原虫，仅呈带虫状态

C．疟原虫在肝细胞中休眠

D．可能呈带虫状态或疟疾发作

E．疟原虫进入肝细胞迅速发育

30．按蚊吸入疟原虫的什么阶段，才能继续在蚊体内发育？

A．子孢子 　　B．环状体

C．滋养体 　　D．裂殖体

E．雌、雄配子体

A3/A4 型题

（1~2题共用题干）

患者李某，海南务工归来，间歇性反复寒战、高热2个月，指甲、黏膜、脸色苍白，经血常规检查后发现其红细胞偏低，白细胞明显升高，脾明显肿大，考虑可能患有血液病，取血清作疟原虫抗原ELISA阳性。采血作薄血片姬姆萨染色，观察到寄生于红细胞中的虫体，确诊为疟原虫。

1．疟原虫主要通过哪种途径传播

A．白蛉叮咬

B．胎盘传播

C．雌蚊叮咬

D．输血传播

E．接触传播

2．外周血涂片染色法适用于检查

A．疟原虫

B．蓝氏贾第鞭毛虫

C．弓形虫

D．杜氏利什曼原虫

E．溶组织内阿米巴原虫

三、阴道毛滴虫

A1 型题

1．阴道毛滴虫的感染阶段是

A．4 核包囊　　　　B．滋养体

C．无鞭毛体　　　　D．前鞭毛体

2．阴道毛滴虫寄生后使阴道内环境转为

A．酸性　　　　　　B．碱性

C．中性　　　　　　D．中性或碱性

3．治疗滴虫性阴道炎的首选药物是

A．阿苯哒唑　　　　B．甲硝唑

C．甲苯达唑　　　　D．嗜硝唑

A3/A4 型题

（1～3 题共用题干）

女，32 岁，近两天带下量多，色黄如脓，外阴、阴道奇痒如虫爬，伴尿频、尿急、尿痛，小便黄短。检查：外阴阴道潮红分泌物多，色黄质稀如脓，带腥臭味。查白带发现活动的虫体。

1．该病诊断为

A．滴虫性阴道炎　　B．尿道炎

C．前列腺炎　　　　D．淋病

E．宫颈炎

2．阴道毛滴虫广泛流行，主要由于

A．包囊的抵抗力强

B．滋养体的抵抗力强

C．生活史复杂

D．卵囊的抵抗力强

E．不需中间宿主

3．主要经性接触传播的原虫是

A．蓝氏贾第鞭毛虫

B．溶组织内阿米巴

C．弓形虫

D．疟原虫

E．阴道毛滴虫

四、刚地弓形虫

A1 型题

1．刚地弓形虫滋养体不会寄生在人体的

A．红细胞内　　　B．巨噬细胞内

C．肝细胞内　　　D．脑细胞内

E．单核细胞内

2．刚地弓形虫的主要致病阶段是

A．速殖子　　　　B．配子体

C．缓殖子　　　　D．子孢子

E．卵囊

3．刚地弓形虫寄生在人体的阶段时

A．仅有包囊

B．仅有滋养体

C．仅有假包囊

D．有假包囊、包囊

E．有假包囊、包囊、滋养体

4. 免疫功能正常的宿主感染弓形虫后，无临床症状，宿主呈现
   A．隐性感染　　　　B．急性感染
   C．亚急性感染　　　D．慢性感染
   E．全身播散

5. 刚地弓形虫的实验诊断方法是
   A．主要以查血液中的包囊为主
   B．主要以动物接种试验为主
   C．主要以体外培养试验为主
   D．由于病原学检查成功率低，所以多采用免疫学诊断的方法
   E．以上都不是

6. 刚地弓形虫可寄生的宿主是
   A．爬行类动物　　　B．哺乳动物
   C．鸟类　　　　　　D．鱼类

E．以上都是

7. 刚地弓形虫的侵入途径是
   A．仅经胎盘
   B．主要经口
   C．仅经输血
   D．经媒介昆虫叮咬
   E．直接经正常皮肤侵入

8. 刚地弓形虫的感染阶段是
   A．包囊　　　　　　B．假包囊
   C．滋养体　　　　　D．卵囊
   E．以上都是

9. 刚地弓形虫的终宿主是
   A．猫科动物　　　　B．人类
   C．食草动物　　　　D．鸟类
   E．爬行类

A3/A4 型题

（1~5 题共用题干）

患者李某，女，25 岁。因发作性短暂意识障碍 1 年入院。患者在 3 年前突然出现短暂的意识障碍，偶尔发作后突然跌倒，有时有幻听，如音乐感、噪声等。每次发作后对发作过程均不能回忆。既往无头部外伤史，有养猫嗜好。体检：神志清，智力正常，神经系统检查未发现阳性体征。CT 检查病灶呈类圆形，中心为靶状。血液及脑脊液中弓形虫 IgG 抗体均阳性。

1. 此人可能感染了下列哪种寄生虫
   A．旋毛虫　　　　　B．弓形虫
   C．疟原虫　　　　　D．绦虫
   E．隐孢子虫

2. 猫与本病有何关系
   A．作传染源　　　　B．保虫宿主
   C．无关　　　　　　D．转续宿主

E．中间宿主

3. 隐孢子虫对人具有感染能力的阶段是
   A．滋养体　　　　　B．裂殖体
   C．卵囊　　　　　　D．子孢子
   E．假包囊

4. 获得性弓形虫病最重要的感染途径有
   A．经口感染
   B．经破损的皮肤黏膜感染
   C．经呼吸道感染
   D．经媒介昆虫感染
   E．经胎盘感染

5. 由怀孕母亲传给胎儿引起发育异常或流产的寄生虫是
   A．旋毛虫　　　　　B．弓形虫
   C．疟原虫　　　　　D．绦虫
   E．血吸虫

（陈林果）

第三十五章　医学节肢动物概述

【知识要点】

1. 蚊：形态、分类（鉴别三属蚊）、生活史、生态、危害。
2. 蝇：形态、生活史、生态、危害。
3. 其他昆虫：白蛉、蚤、虱（形态特点及传播疾病）。

【课前预习】

一、基础复习
昆虫的发育。

二、预习目标
1. 全变态昆虫的发育过程是＿＿＿＿＿＿＿＿＿＿＿＿＿＿＿＿＿＿。
2. 昆虫纲中传播疾病最重要的病媒昆虫是＿＿＿＿＿＿＿＿＿＿＿＿＿＿＿＿。

【综合练习】

A1 型题

1. 口器为舐吸型的昆虫是
   A．蚊　　　　　　　B．蝇
   C．蜚蠊　　　　　　D．白蛉

2. 口器为咀嚼型的昆虫是
   A．人虱　　　　　　B．鼠蚤
   C．蜚蠊　　　　　　D．蝇

3. 发育过程没有蛹期的昆虫是
   A．白蛉　　　　　　D．蚊
   C．蝇　　　　　　　D 虱

4. 全变态昆虫的发育过程为
   A．卵→若虫→蛹→成虫
   B．卵→幼虫→若虫→成虫
   C．卵→幼虫→蛹→成虫

   D．卵→蛹→成虫

5. 昆虫纲中传播疾病最重要的病媒昆虫是
   A．蝇　　　　　　　B．白蛉
   C．蚊　　　　　　　D．蚤

6. 翻盆、倒罐、除积水消灭幼虫，针对的蚊种是
   A．白纹伊蚊
   B．微小按蚊
   C．三带喙库蚊
   D．淡色库蚊

7. 以下对蝇生活史表述错误的是
   A．发育为全变态
   B．卵产出后 1 天即可孵化

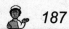

C．幼虫分3龄

D．某些蝇直接产幼虫

8．以下对蝇类的生态习性表述错误的是

　　A．蝇类孳生物分为人粪类、畜禽粪类、腐
　　　　败动物质类、腐败植物质类和垃圾类

　　B．成蝇的食性分为不食蝇类、吸血蝇类
　　　　和非吸血蝇类

　　C．蝇类的活动、栖息场所因种而异

　　D．以夏型和秋型蝇类与夏秋季肠道传染
　　　　病的关系最为密切

9．蝇传播疾病的主要方式是

　　A．发育式

　　B．增殖式

　　C．发育增殖式

　　D．机械性传播

10．蝇类生物性传播的疾病是

　　A．结膜吸吮线虫病

　　B．内脏利什曼病

　　C．钩虫病

　　D．阿米巴痢疾

（钟馨）

参考文献

[1]　曹雪涛. 医学免疫学[M]. 6 版. 北京：人民卫生出版社，2013.

[2]　李凡，徐志凯. 医学微生物学[M]. 8 版. 北京：人民卫生出版社，2013.

[3]　全国护士执业资格考试用书编写专家委员会. 2016 全国护士职业资格考试指导[M]. 北京：人民卫生出版社，2015.

[4]　贾文祥. 医学微生物学[M]. 北京：人民卫生出版社，2001.

[5]　祖淑梅，潘丽红. 医学免疫学与病原生物学（案例版）[M]. 北京：科学出版社，2010.

[6]　诸新平，苏川，等. 人体寄生虫学[M]. 8 版. 北京：人民卫生出版社，2013.